JN073687

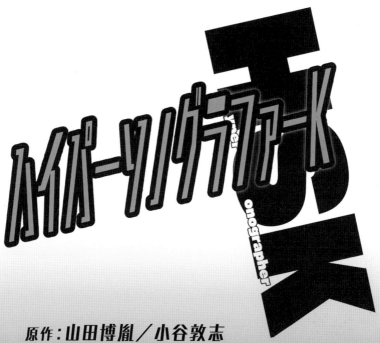

原作：山田博胤／小谷敦志
漫画：小玉高弘

1

Hyper Sonographer　前書き

心臓病の診療において心エコー図法は必須の検査です。もちろん医師が自分で検査を行うこともありますが、今はソノグラファー（超音波検査士）が心エコー図検査の主な担い手となっています。一人前のソノグラファーになるためには、循環器内科医と変わらない心臓病についての知識が必要ですし、装置を駆使して画像を描出する技術を身につける必要があります。私たちは、プロフェッショナルなソノグラファーを育成するため、講習会やハンズオンセミナーを企画し、講師として尽力してきました。しかし、ソノグラファーの病院内での地位が向上することはなく、社会においても〝ソノグラファー〟という職業が広く認知されているとはいえません。

そこで、私たちは、もっと多くの人にソノグラファーという職業を知ってもらう必要があると考えました。そして、そのためには〝マンガ〟がいいんじゃないか、というアイデアが生まれました。本書の一つの目的は、中高生にソノグラファーという職業がある、ということを認知してもらうことです。せっかくなので、心エコー図を勉強中のソノグラファーにも有用な知識をつけてもらうことができれば、とレクチャーコーナーを付け足すことにしました。

マンガなので、面白いことも大事と考え、ストーリーや登場人物の設定などもいろいろ工夫を凝らしました。

本書の原作は現役ソノグラファーの小谷と現役エコー医の山田が担当しましたが、作画の小玉高弘さんは現役の看護師です。このような長編漫画は初めてということだったのですが、勤務の忙しい間に時間を作っていただき、素晴らしい絵を描いてくれました。また、進行の遅い私たちに気長に付き合っていただいたメディカ出版の渡邊亜希子さんには大変お世話になりました。私たちがずいぶん前から夢に見ていた心エコー漫画が、4人のチームワークでこうして形となり、世に出ることをとてもとてもうれしく思います。ゆっくりですが続編も考えておりますので、今後の展開をご期待ください。

2020年6月

山田博胤・小谷敦志

Contents

Author

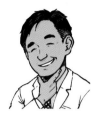

山田博胤 (やまだ・ひろつぐ)

徳島大学大学院医歯薬学研究部地域循環器内科学特任教授。社団法人日本心エコー図学会理事。徳島県鳴門市生まれ。徳島大学医学部を卒業後、徳島大学第2内科に入局。米国クリーブランドクリニックに留学し帰国後から、エコー淡路、せとうちエコーセミナー、KYUSHU心血管超音波セミナーなど心血管エコー検査のセミナーを企画、運営している。2017年に山口大学の和田靖明氏とEchoboys116を結成して全国各地で公演を行っている。自称、心エコーと笑いの伝道師。

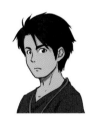

小谷敦志 (こたに・あつし)

近畿大学奈良病院臨床検査部所属の臨床検査技師。医学博士。日本超音波検査学会理事、奈良県臨床検査技師会理事。心臓と血管の超音波検査士。日本心エコー図学会認定専門技師と血管診療技師（CVT）の両方の認定資格を取得。OSAKA心血管エコー研究会では代表幹事として実践的な勉強会を開催し、多くのリピーターがいる。超音波検査を行う技師を俗にsonographer（ソノグラファー）と言うが、超音波検査の臨床的有用性をもっと多くの小・中・高生に知ってもらいたいという想いでこの漫画を企画した。

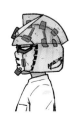

小玉高弘 (こだま・たかひろ)

近畿の西端に生息する看護師兼漫画家兼イラストレーター。本職の傍ら液タブに向かう日々を過ごしている。BGMは主にB'zとFF14関連。看護師としての経験年数はベテランの域に達しつつあるが、現実はゲーム、プラモ、漫画にアニメが好物というポンコツ仕様。半面、現役看護師の経験と知識が活かされた"生"感のある漫画・イラストには一部界隈で定評があるとかないとか…。

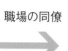

職場の同僚

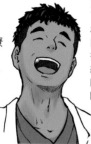

田山 博
Tayama Hiroshi

33歳
国立難波大学病院
循環器内科主任／
総合診療科兼務
国立難波大学
医学部卒業

指導医

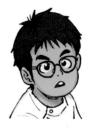

知田 靖
Chida Yasushi

26歳
国立難波大学病院
研修医
国立難波大学医学部卒業

部下

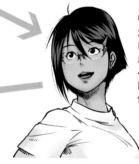

上村真麻
Uemura Maasa

26歳
国立難波大学病院
超音波センター所属
4年目臨床検査技師
国立難波大学医学部
保健学科を首席で卒業

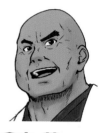

金山 尊
Kanayama Takeru

54歳
国立難波大学病院
心臓血管外科准教授
国立難波大学医学部卒業

看護部

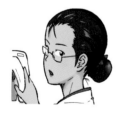

藤田京香
Fujita Kyoka

44歳
国立難波大学病院看護部
外来主任看護師

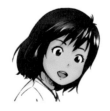

樋口沙羅
Higuchi Sara

25歳
国立難波大学病院看護部
看護師

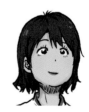

竹下頼子
Takeshita Yoriko

51歳
国立難波大学病院看護部
看護師長

人物相関図

河﨑 剛
Kawasaki Go

36歳
国立難波大学病院
中央検査部所属
臨床検査技師
主業務は脳波検査、神経
機能検査、肺機能検査など

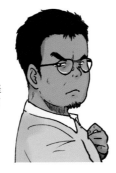

上司

←

響極和音
Kyogoku Kazune

28歳
国立難波大学病院
超音波センター所属
臨床検査技師

澤尻 藍
Sawajiri Ai

24歳
国立難波大学病院
超音波センター所属
2年目臨床検査技師

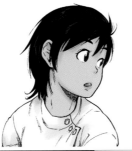

←

部下

第1巻 主要登場人物

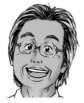

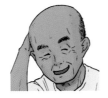

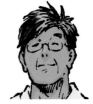

Case 1
竹尾 汎
Takeo Hiroshi

66歳　患者
病名:急性心筋梗塞(AMI)
開業医

Case 1
久保山 義信
Kuboyama Yoshinobu

63歳
竹尾先生の患者

Case 2
佐野政士
Sano Masashi

58歳　患者
病名:動脈解離 スタンフォードA型
国立難波大学柔道部師範

Case 1
前編

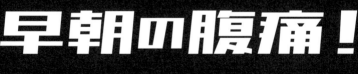

早朝の腹痛！

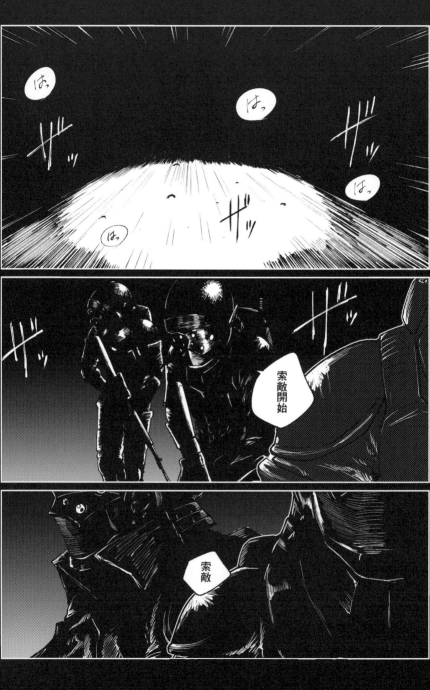

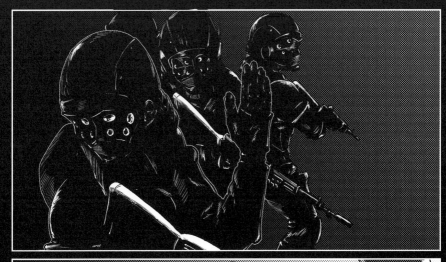

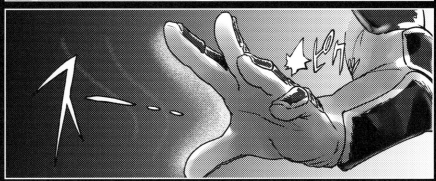

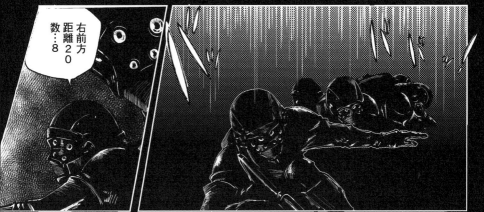

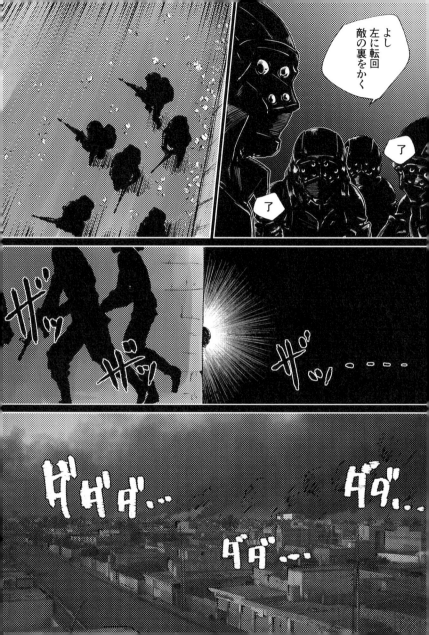

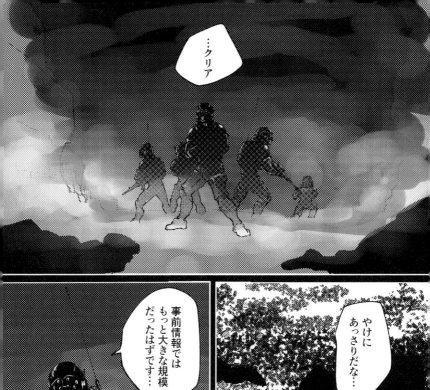

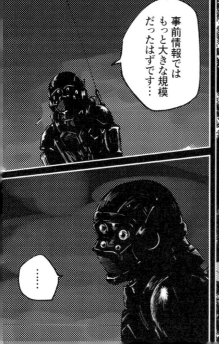

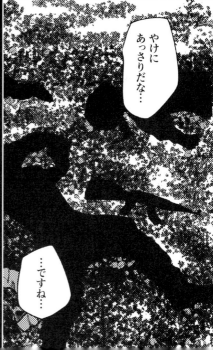

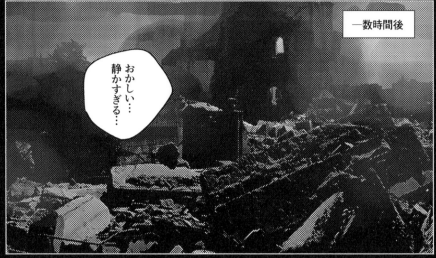

おかしい…
静かすぎる…

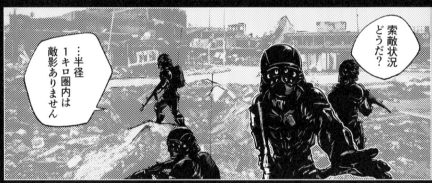

索敵状況
どうだ？

…半径
１キロ圏内は
敵影ありません

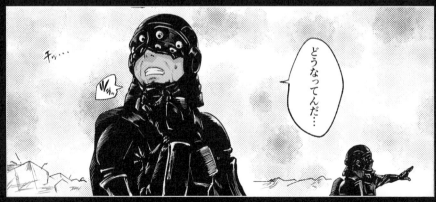

チッ……

どうなってんだ…

14

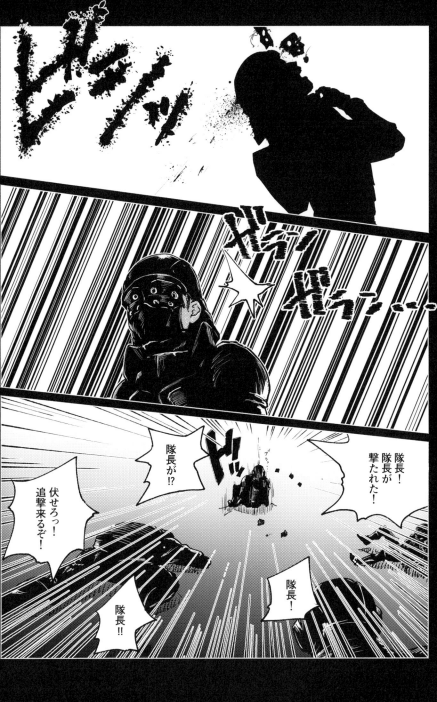

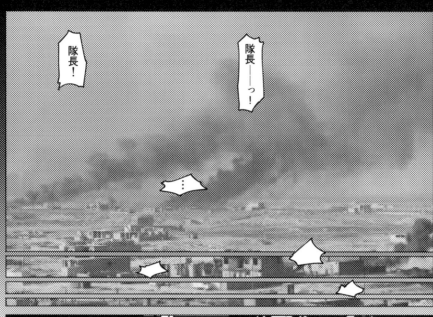

隊長！

隊長——っ！

…

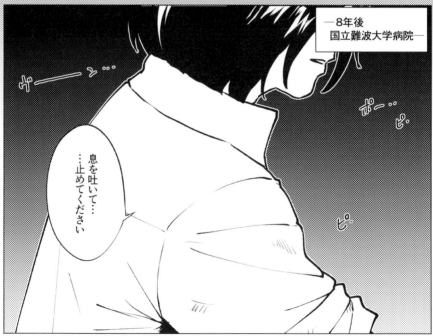

—8年後
国立難波大学病院—

息を吐いて…
…止めてください

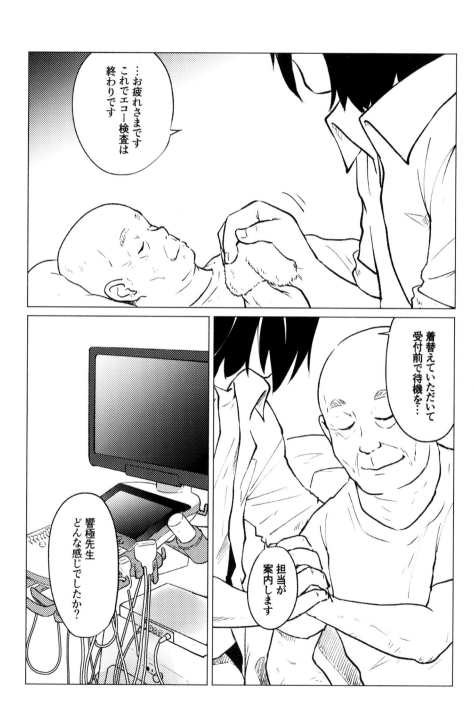

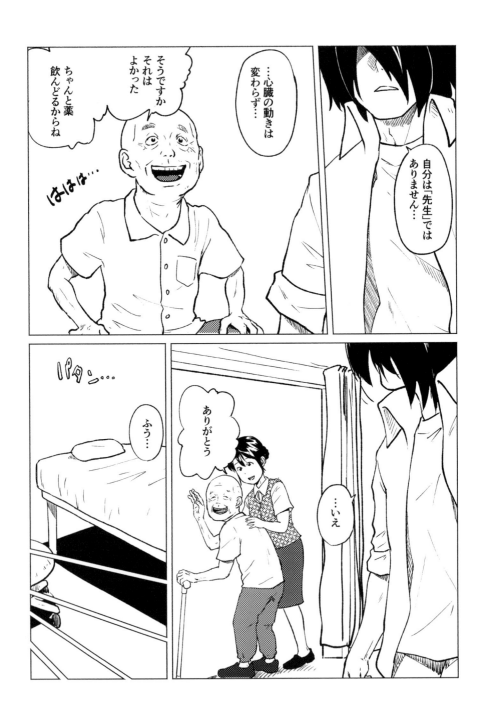

18

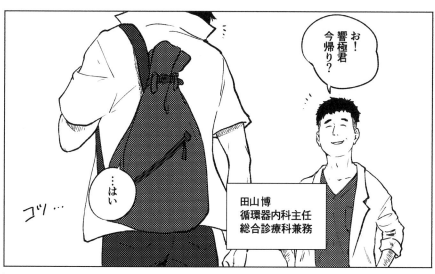

お！
響極君
今帰り？

…はい

ゴツ…

田山博
循環器内科主任
総合診療科兼務

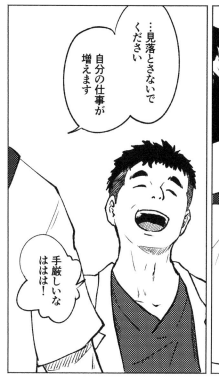

…見落とさないで
ください

自分の仕事が
増えます

手厳しいな
ははは！

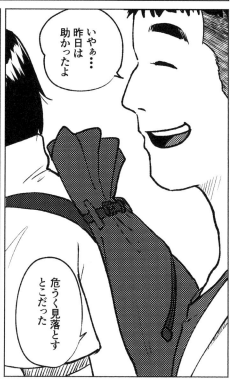

いやぁ…
昨日は
助かったよ

危うく見落とす
とこだった

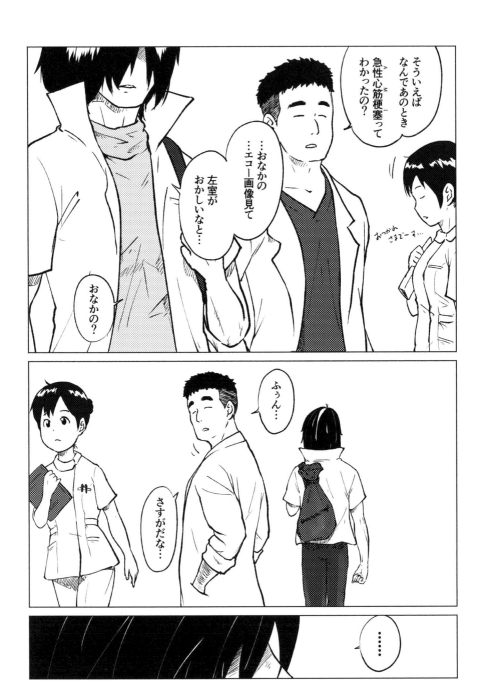

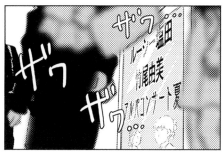

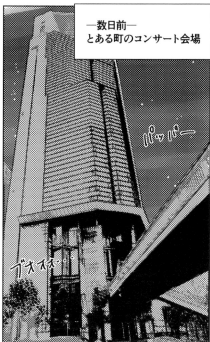

—数日前—
とある町のコンサート会場

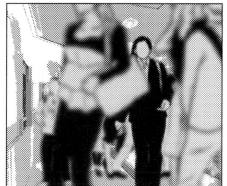

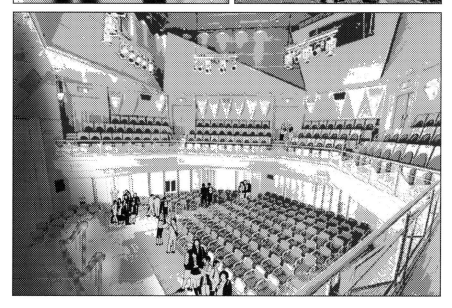

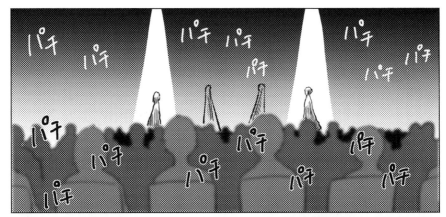

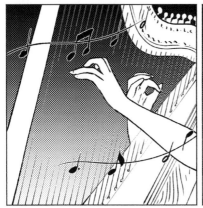

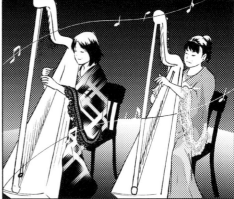

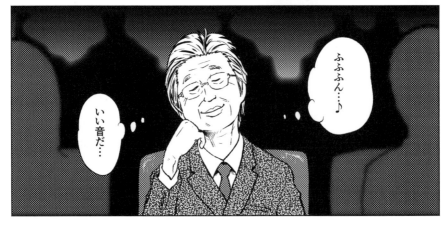

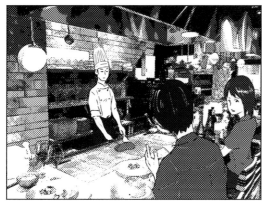

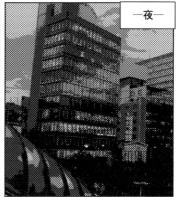

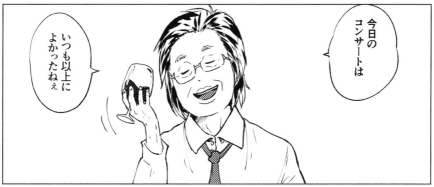

今日の
コンサートは

いつも以上に
よかったねぇ

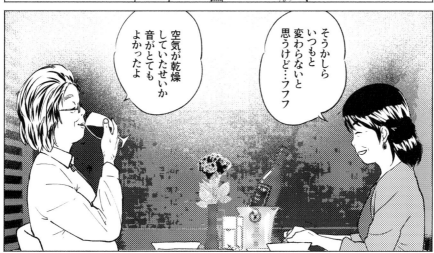

そうかしら
いつもと
変わらないと
思うけど…フフフ

空気が乾燥
していたせいか
音がとても
よかったよ

23

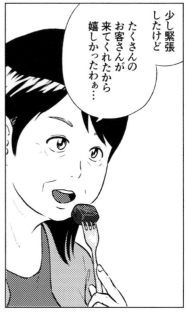

少し緊張
したけど
たくさんの
お客さんが
来てくれたから
嬉しかったわぁ…

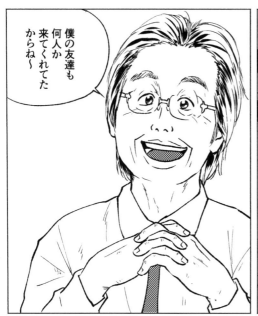

僕の友達も
何人か
来てくれてた
からね〜

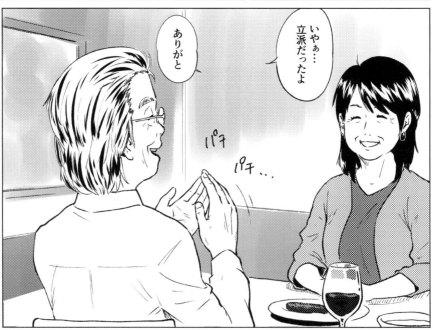

ありがと

いやぁ…
立派だったよ

パチ

パチ…

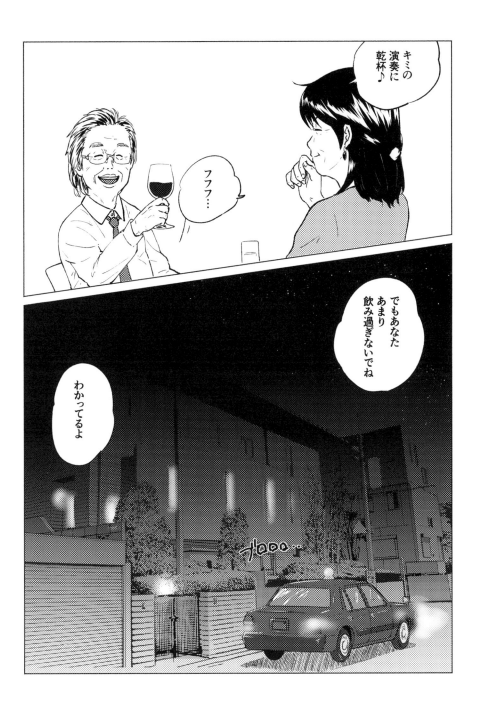

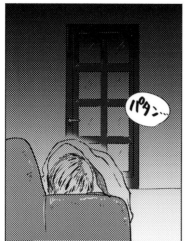

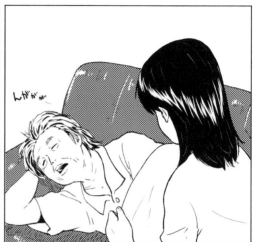

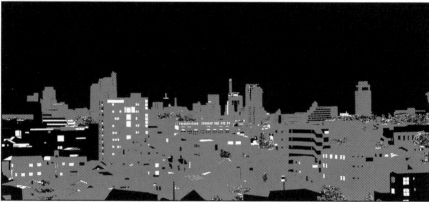

―翌朝―

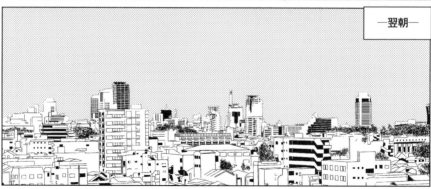

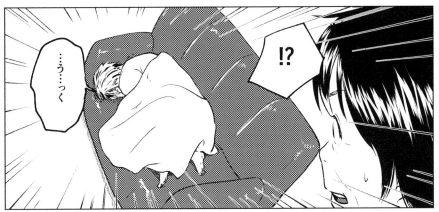

…う…っく

!?

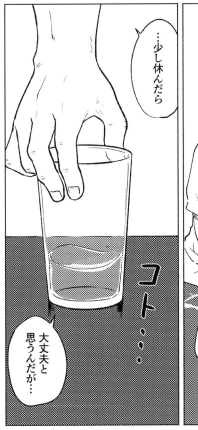

…少し休んだら

コト…

大丈夫と思うんだが…

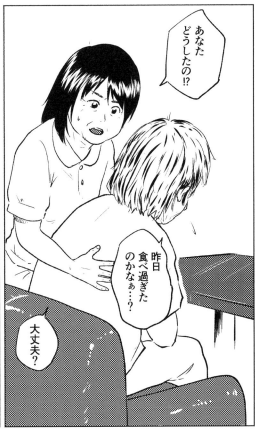

あなたどうしたの!?

昨日食べ過ぎたのかなぁ…?

大丈夫?

27

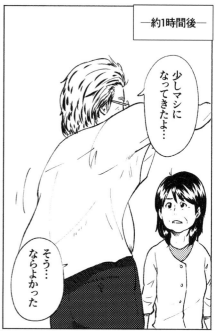

少しマシになってきたよ…

そう…ならよかった

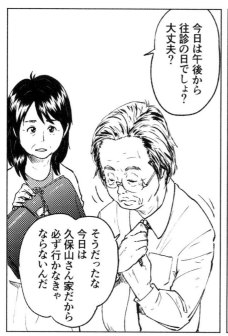

今日は午後から往診の日でしょ?大丈夫?

そうだったな今日は久保山さん家だから必ず行かなきゃならないんだ

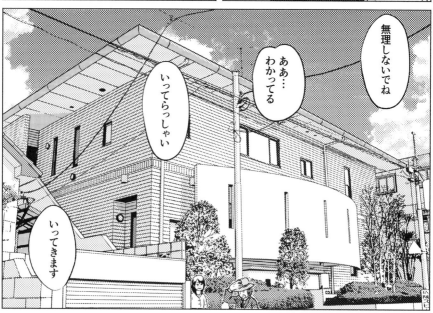

無理しないでね

ああ…わかってる

いってらっしゃい

いってきます

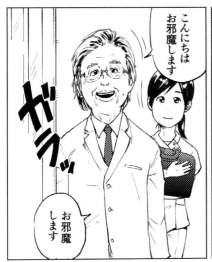

こんにちはお邪魔します

ガラッ

お邪魔します

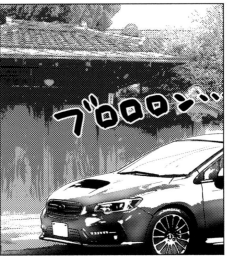

ブロロロン､､

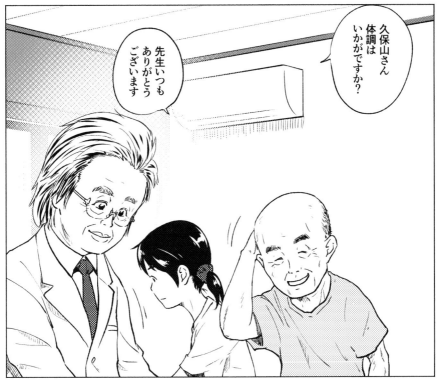

久保山さん体調はいかがですか?

先生いつもありがとうございます

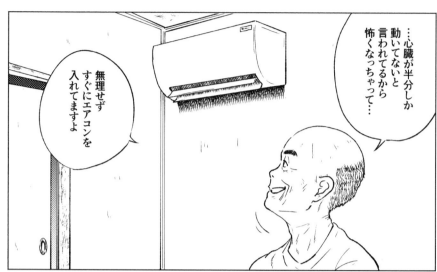

…心臓が半分しか動いてないと言われてるから怖くなっちゃって…

無理せずすぐにエアコンを入れてますよ

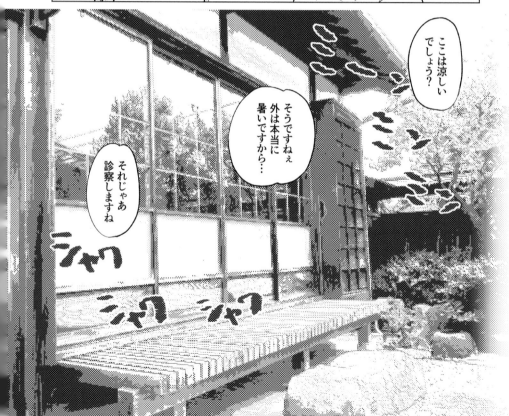

ここは涼しいでしょう?

そうですねぇ外は本当に暑いですから…

それじゃあ診察しますね

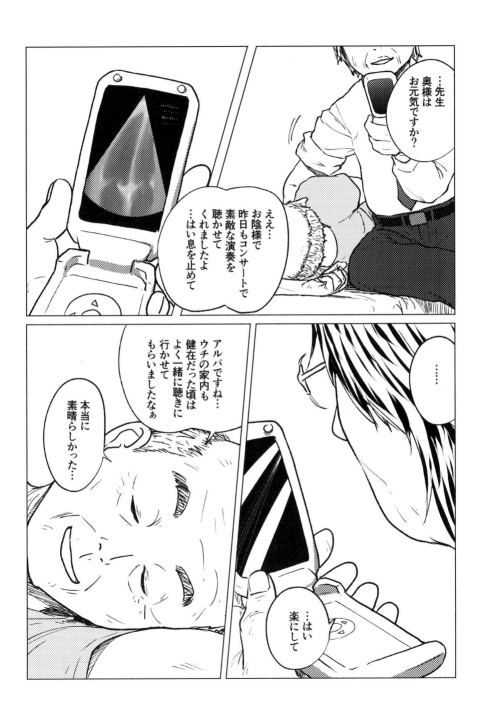

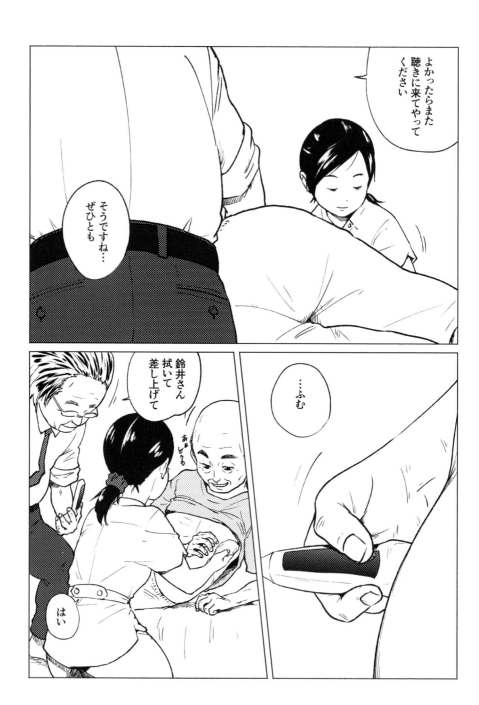

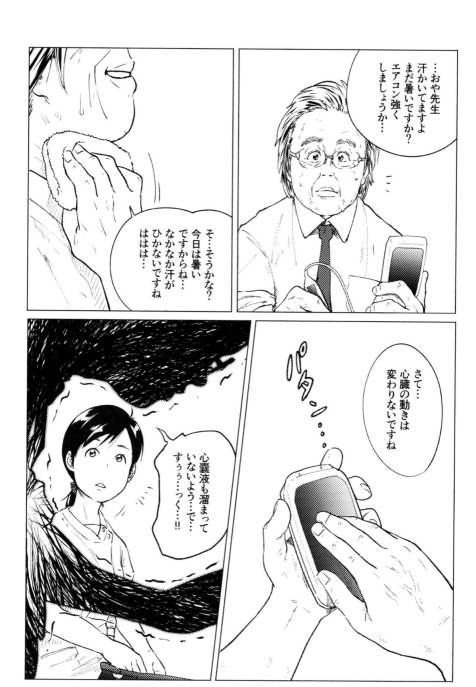

…おや先生
汗かいてますよ
まだ暑いですか？
エアコン強く
しましょうか…

そ…そうかな？
今日は暑い
ですからね…
なかなか汗が
ひかないですね
ははは…

さて…心臓の動きは
変わりないですね

パタン…

心嚢液も溜まって
いないよう…で…
すぅぅ…っく…!!

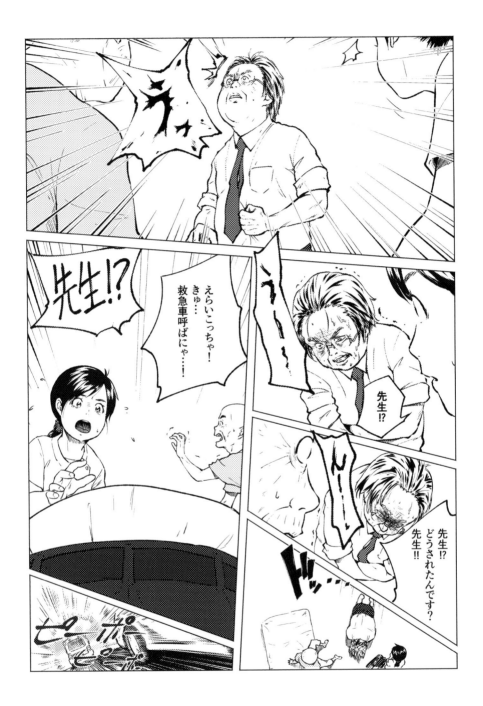

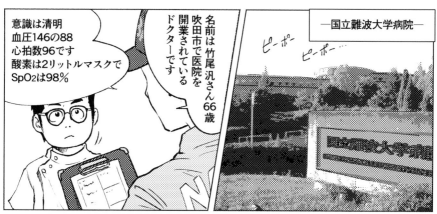

意識は清明
血圧146の88
心拍数96です
酸素は2リットルマスクで
SpO2は98%

名前は竹尾汎さん66歳
吹田市で医院を
開業されている
ドクターです

ピーポー

ピーポー…

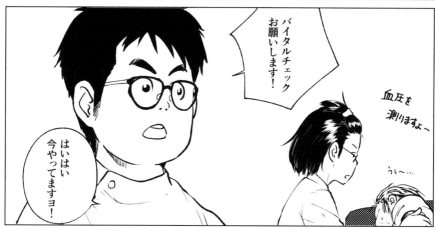

バイタルチェック
お願いします!

血圧を
測りますよ〜

はいはい
今やってますョ!

うぅ〜…

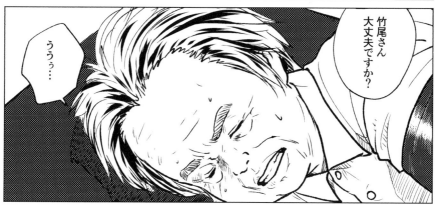

竹尾さん
大丈夫
ですか?

うぅぅ…

35

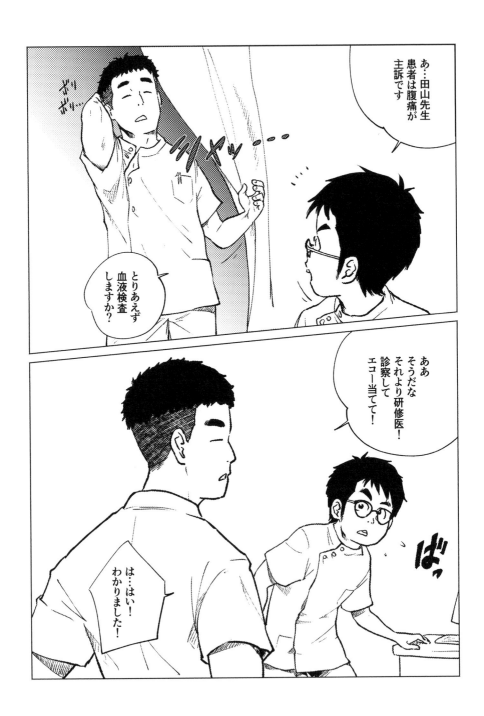

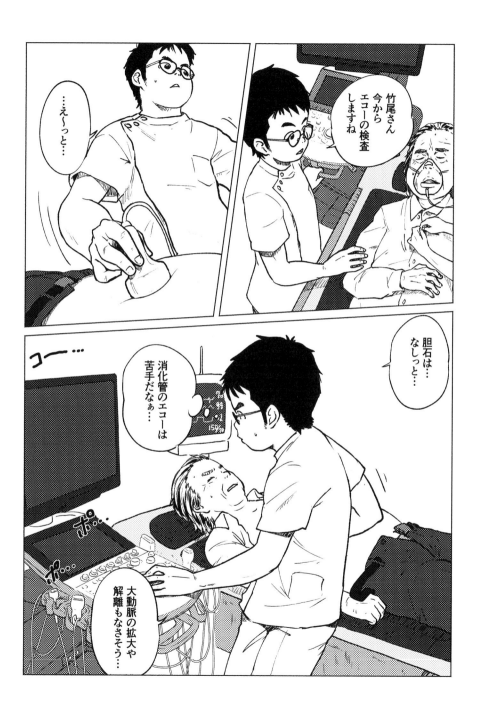

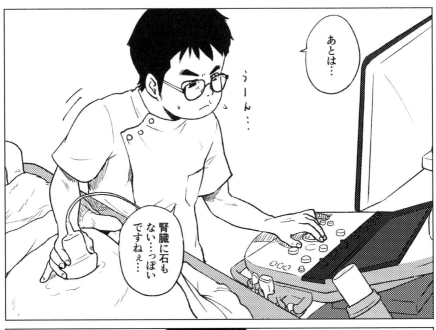

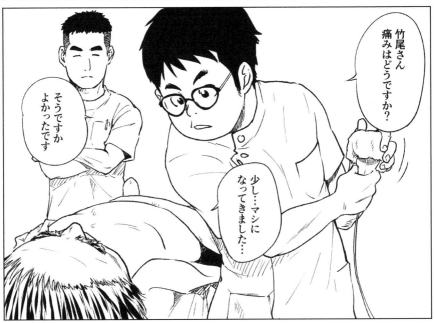

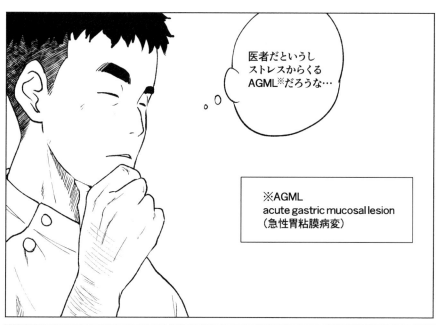

医者だというし
ストレスからくる
AGML※だろうな…

※AGML
acute gastric mucosal lesion
（急性胃粘膜病変）

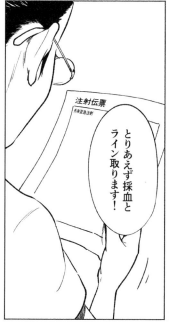

とりあえず採血と
ライン取ります！

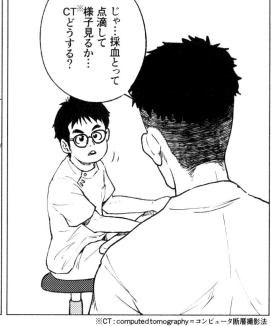

じゃ…採血とって
点滴して
様子見るか…
CT※どうする？

※CT：computed tomography＝コンピュータ断層撮影法

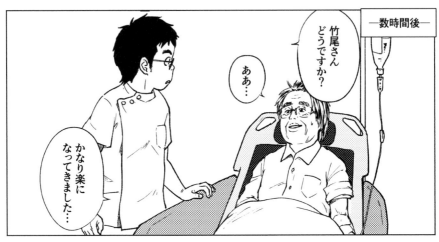

—数時間後—

竹尾さん
どうですか?

ああ…

かなり楽に
なってきました…

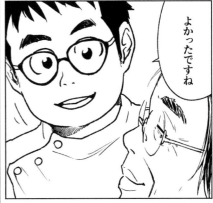

よかったですね

血液検査も
異常なかったですし
帰宅させようと
思うんですけど…

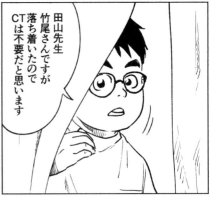

田山先生
竹尾さんですが
落ち着いたので
CTは不要だと思います

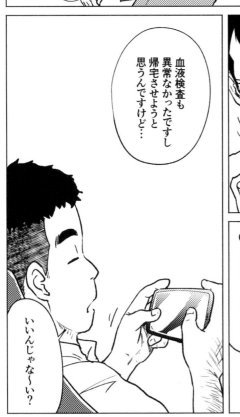

いいんじゃな〜い?

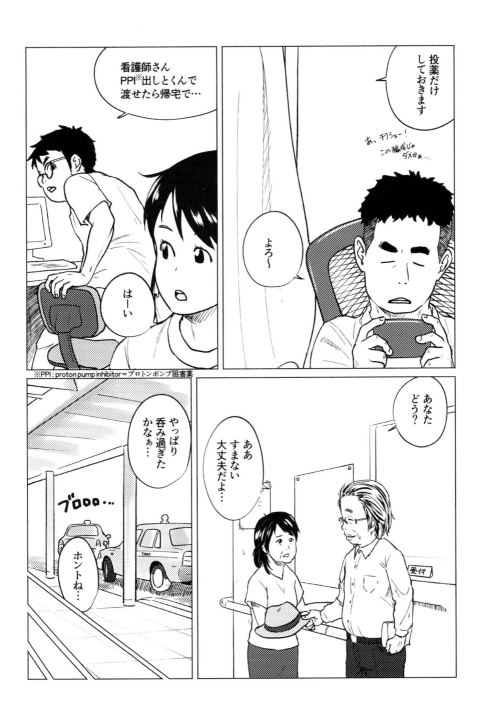

※PPI : proton pump inhibitor＝プロトンポンプ阻害薬

41

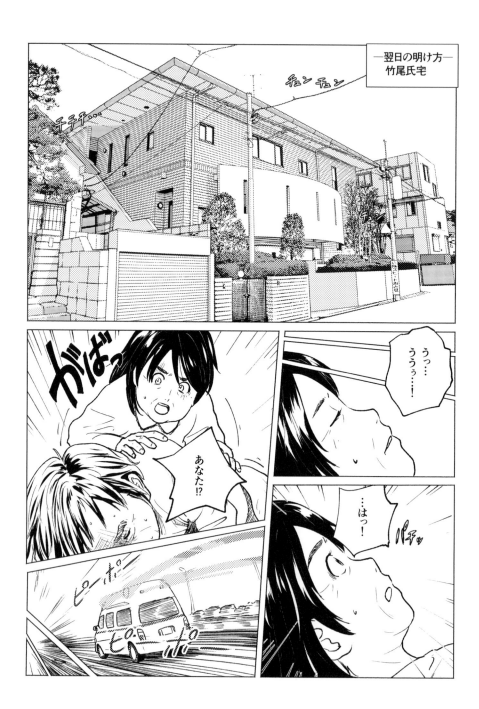

Case 1
後編

早朝の腹痛！

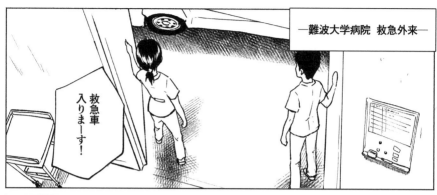

―難波大学病院　救急外来―

救急車
入りまーす！

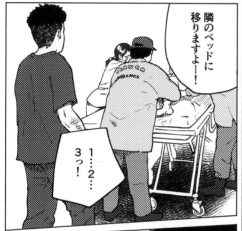

隣の
ベッドに
移りますよー！

1…2…
3っ！

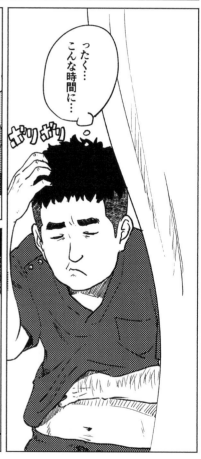

ったく…
こんな
時間に…

ボリボリ

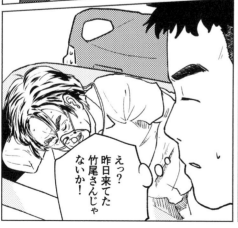

えっ？
昨日来てた
竹尾さんじゃ
ないか！

44

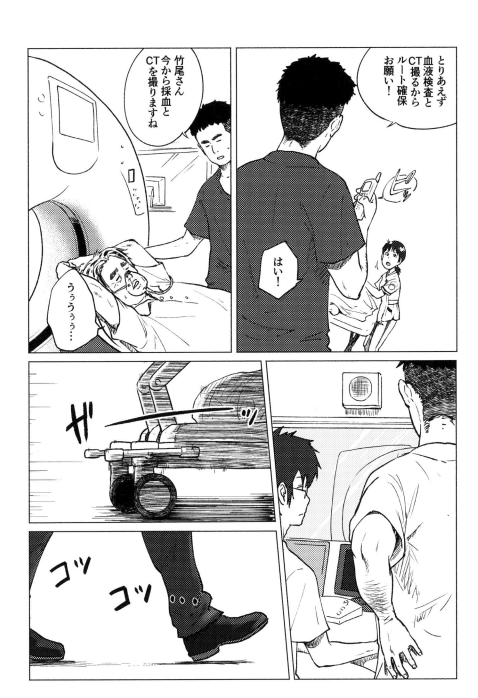

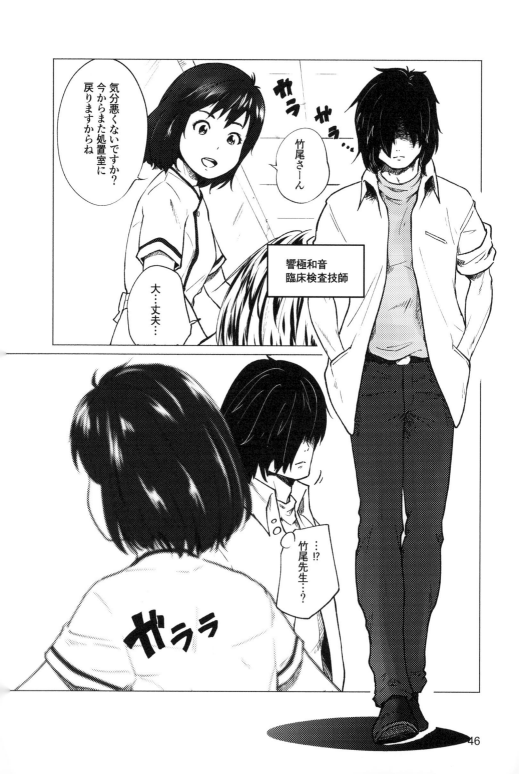

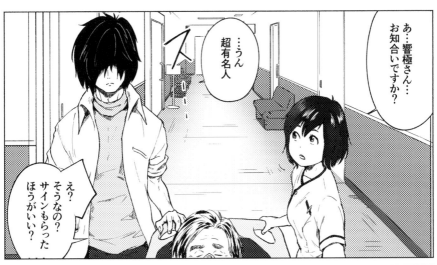

あ…響極さん…
お知合いですか？

…うん
超有名人

え？
そうなの？
サインもらった
ほうがいい？

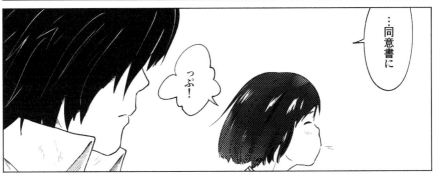

…同意書に

つぷ！

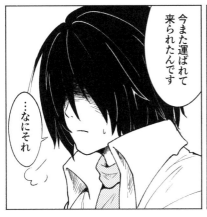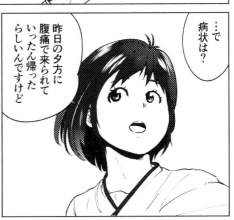

今また運ばれて
来られたんです

…なにそれ

昨日の夕方に
腹痛で来られて
いったん帰った
らしいんですけど

…で
病状は？

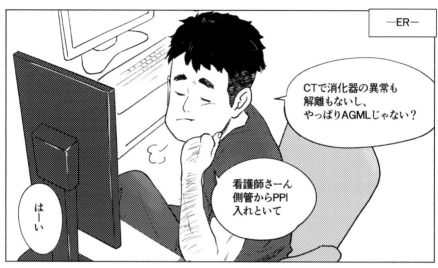

CTで消化器の異常も
解離もないし、
やっぱりAGMLじゃない?

看護師さーん
側管からPPI
入れといて

はーい

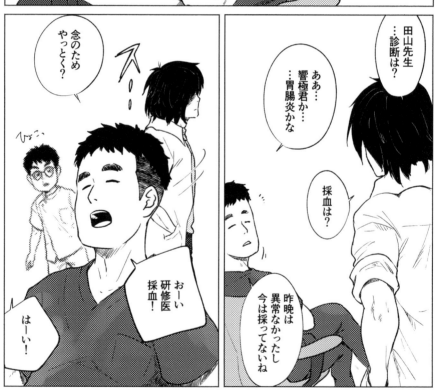

念のため
やっとく?

おーい
研修医
採血!

はーい!

田山先生
…診断は?

ああ…
響極君か…
…胃腸炎かな

採血は?

昨晩は
異常なかったし
今は採ってないね

48

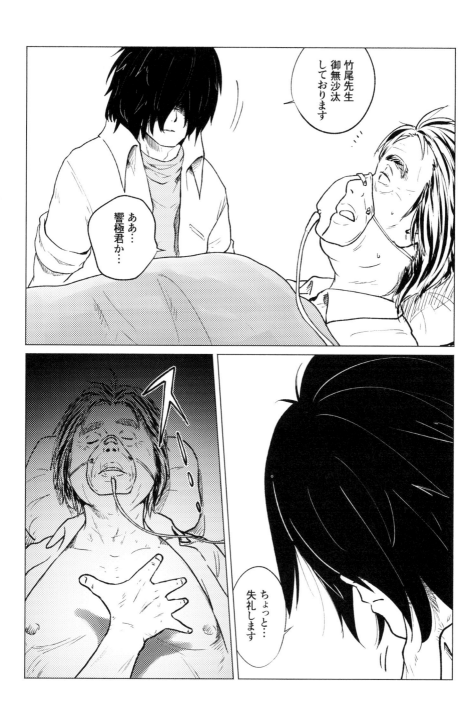

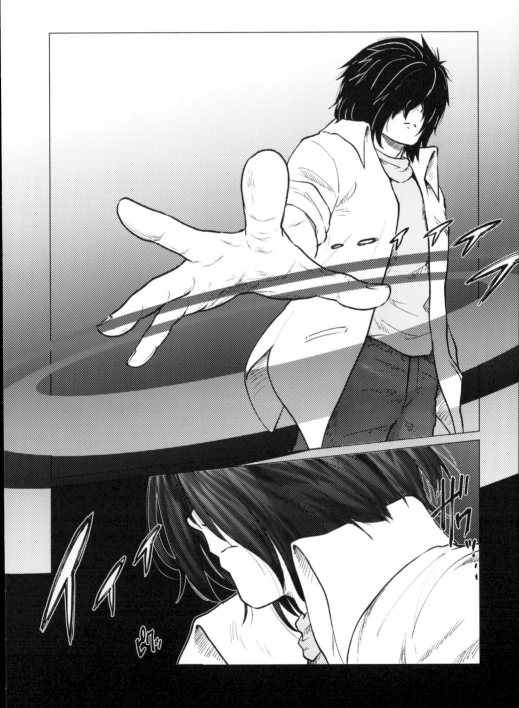

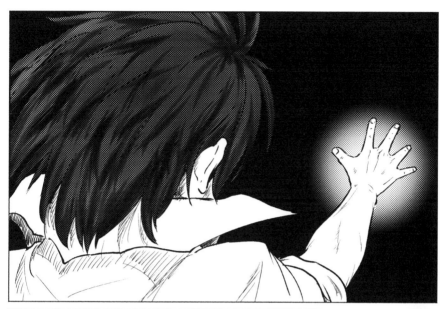

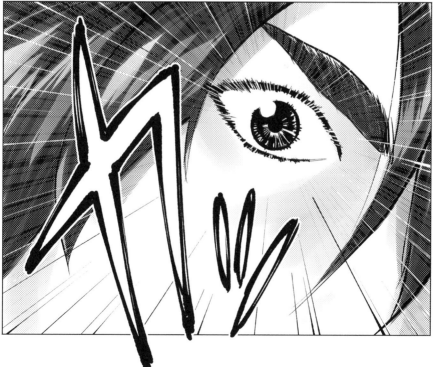

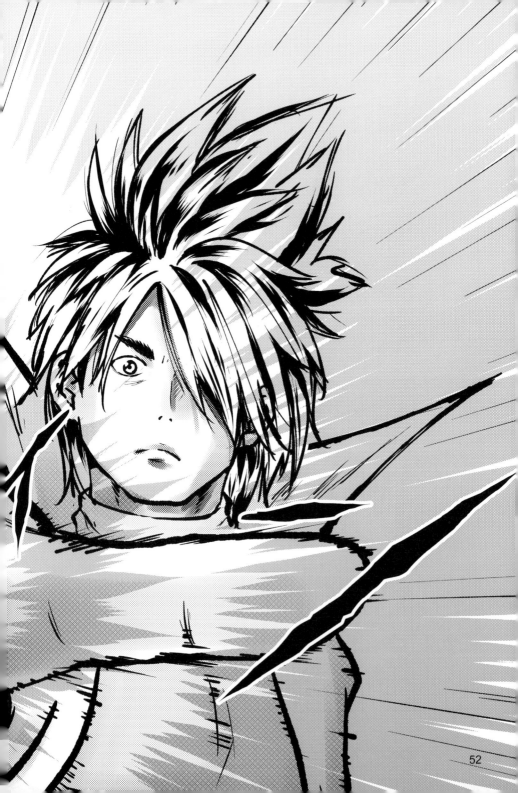

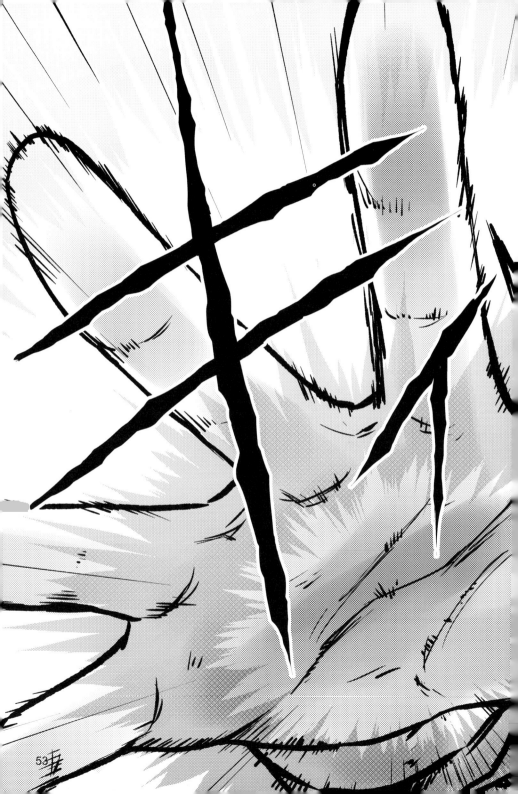

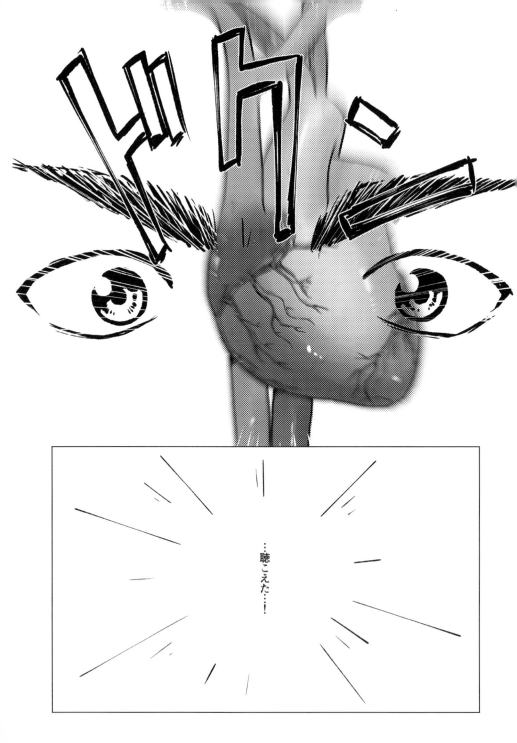

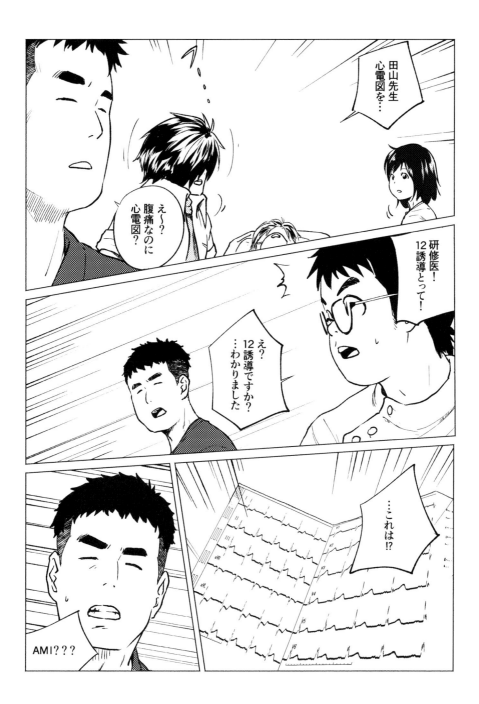

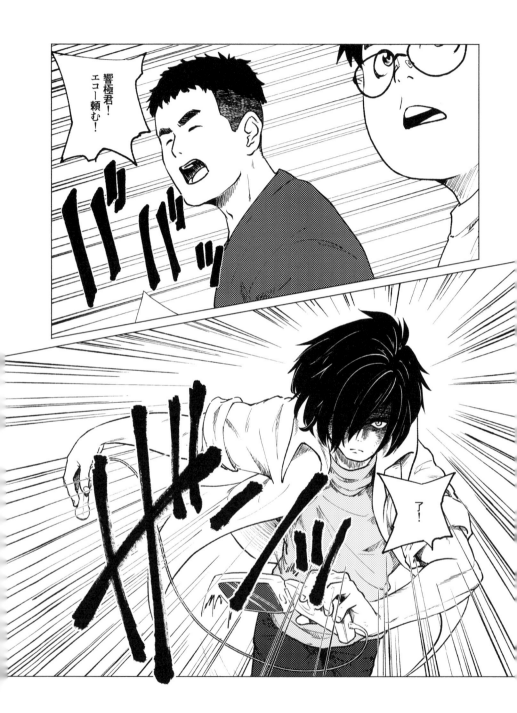

56

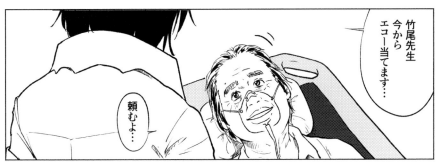

竹尾先生
今から
エコー当てます…

頼むよ…

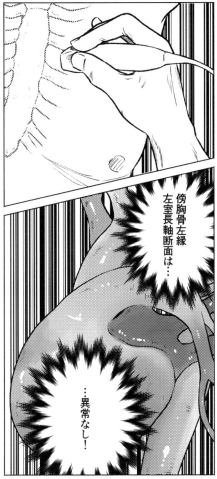

傍胸骨左縁
左室長軸断面は…

…異常なし!

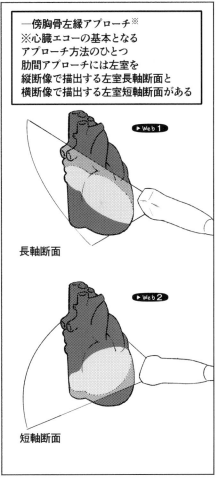

—傍胸骨左縁アプローチ※
※心臓エコーの基本となる
アプローチ方法のひとつ
肋間アプローチには左室を
縦断像で描出する左室長軸断面と
横断像で描出する左室短軸断面がある

▶Web1

長軸断面

▶Web2

短軸断面

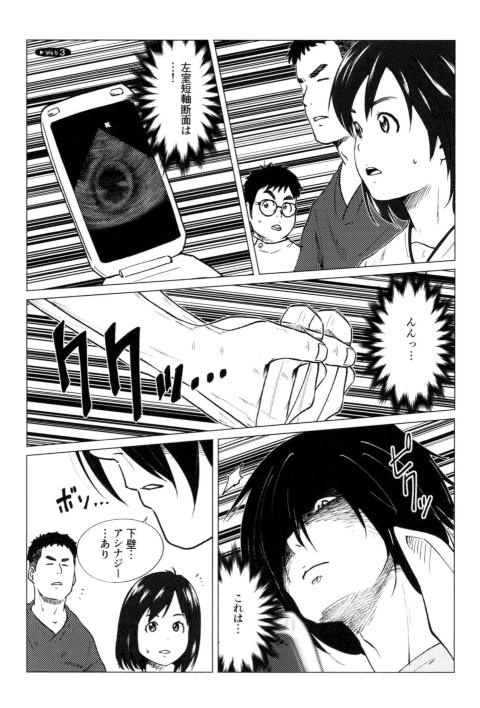

左室短軸断面は
…!

ンンッ…

んんっ…

ボソ…

下壁…
アシナジー
…あり

これは…

58

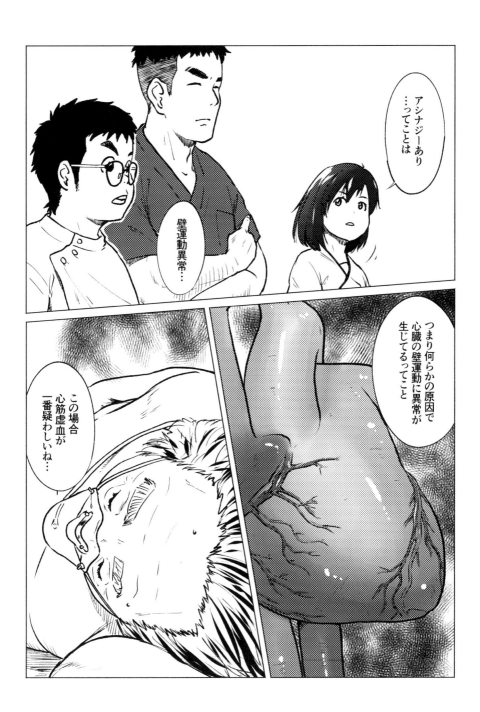

59

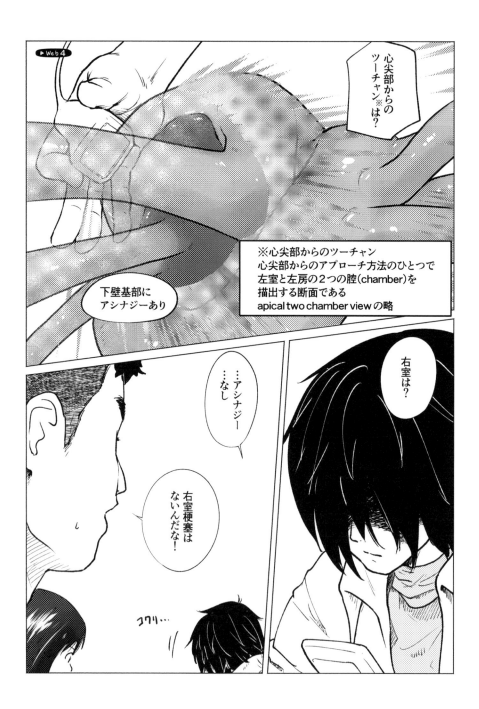

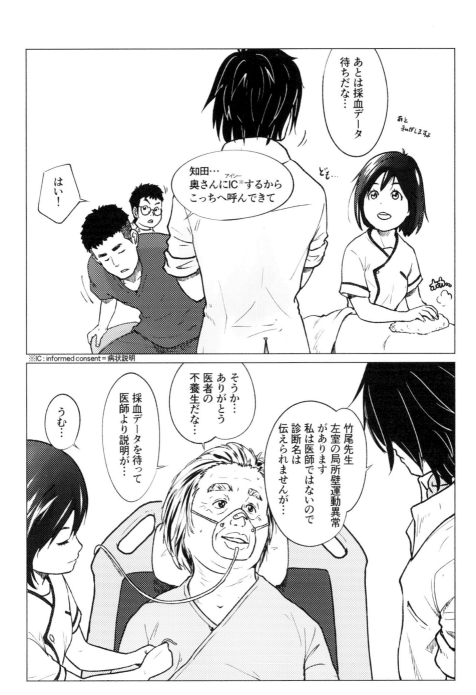

あとは採血データ
待ちだな…

おと
私がしますよ

知田…
奥さんにIC[※]するから
こっちへ呼んできて

はい！

ども…

※IC：informed consent＝病状説明

うむ…

採血データを待って
医師より説明が…

そうか…
ありがとう
医者の
不養生だな…

竹尾先生
左室の局所壁運動異常
があります
私は医師ではないので
診断名は
伝えられませんが…

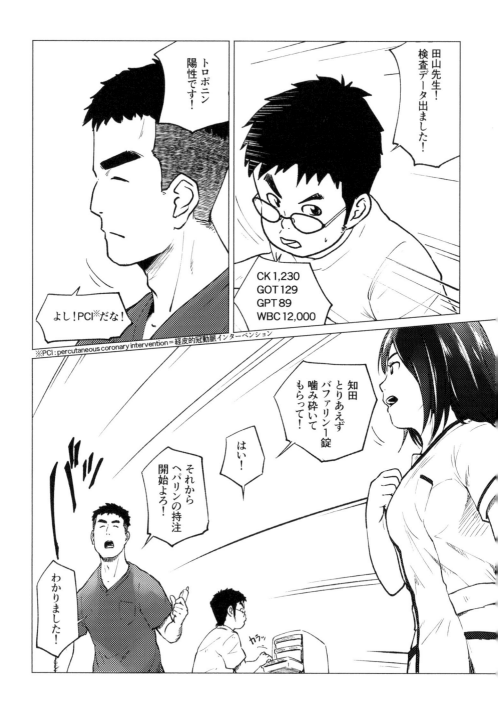

※PCI : percutaneous coronary intervention＝経皮的冠動脈インターベンション

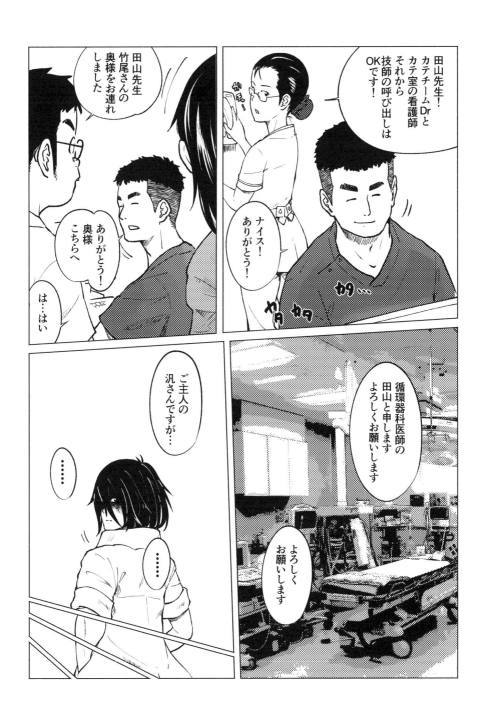

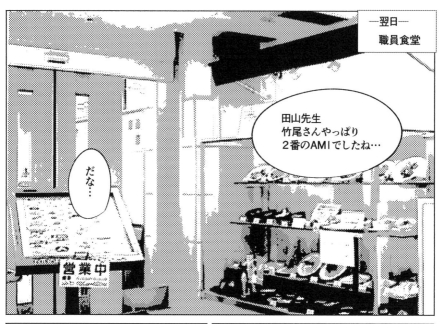

—翌日—
職員食堂

田山先生
竹尾さんやっぱり
2番のAMIでしたね…

だな…

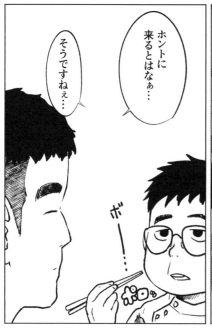

ホントに
来るとはなぁ…

そうですねぇ…

ボー…

ポロ

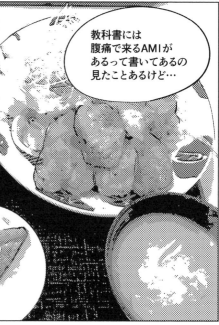

教科書には
腹痛で来るAMIが
あるって書いてあるの
見たことあるけど…

64

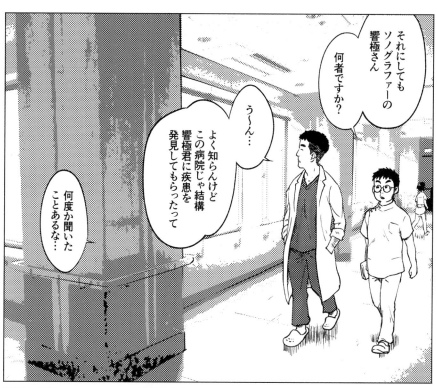

それにしても
ソノグラファーの
響極さん

何者ですか?

う〜ん…

よく知らんけど
この病院じゃ結構
響極君に疾患を
発見してもらったって

何度か聞いた
ことあるな…

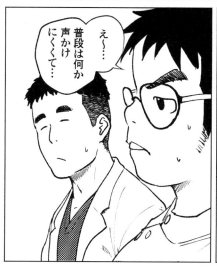

え〜…
普段は何か
声かけ
にくくて…

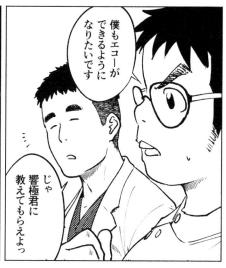

僕もエコーが
できるように
なりたいです

じゃ
響極君に
教えてもらえよっ

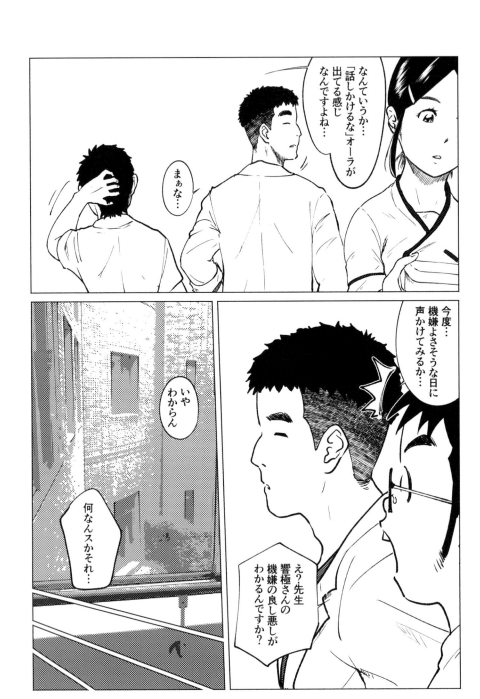

66

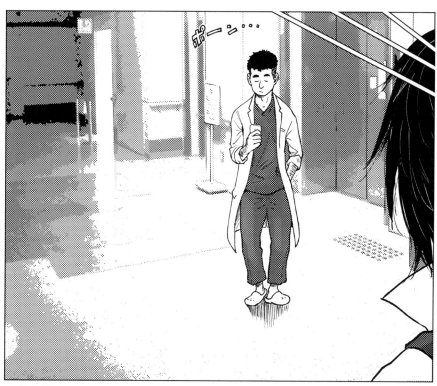

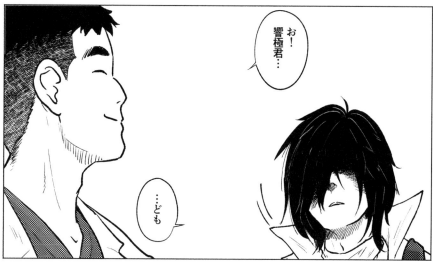

お！
響極君…

…ども

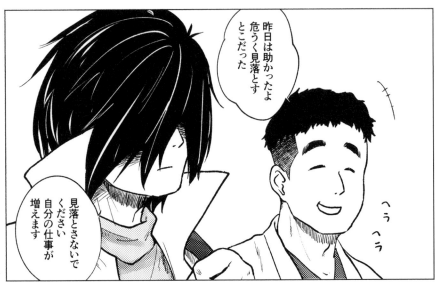

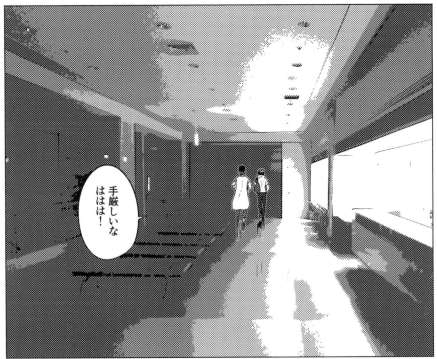

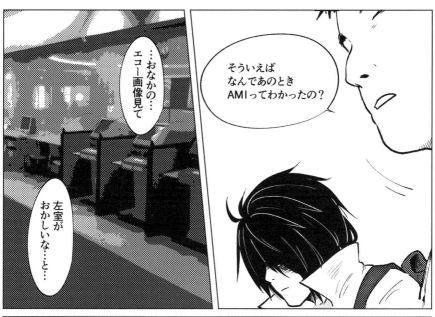

そういえば
なんであのとき
AMIってわかったの？

…おなかの…
エコー画像見て

左室が
おかしいな…と…

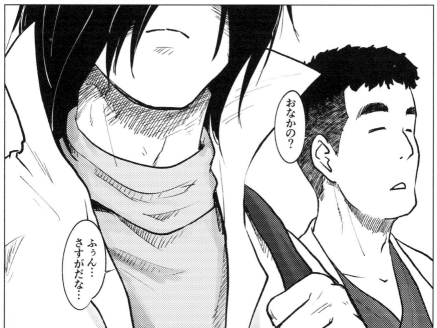

おなかの？

ふぅん…
さすがだな…

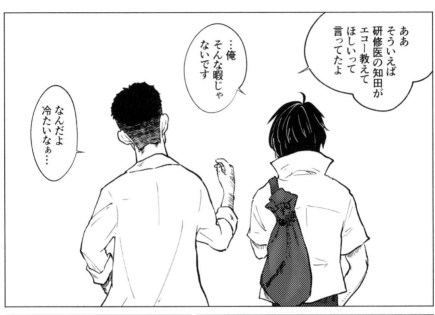

ああ
そういえば
研修医の知田が
エコー教えて
ほしいって
言ってたよ

…そんな暇じゃ
ないです

…俺

なんだよ
冷たいなぁ…

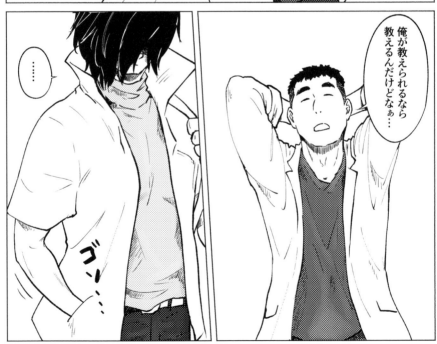

……

俺が教えられるなら
教えるんだけどなぁ…

ゴン…

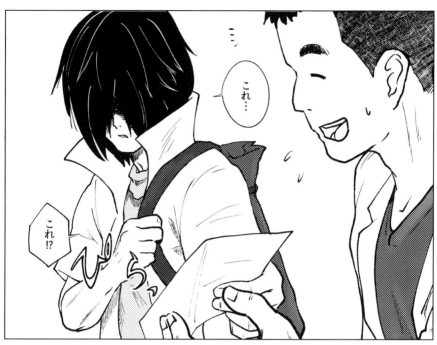

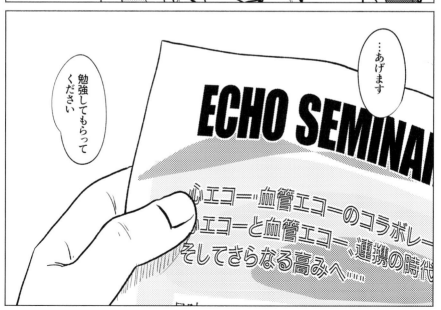

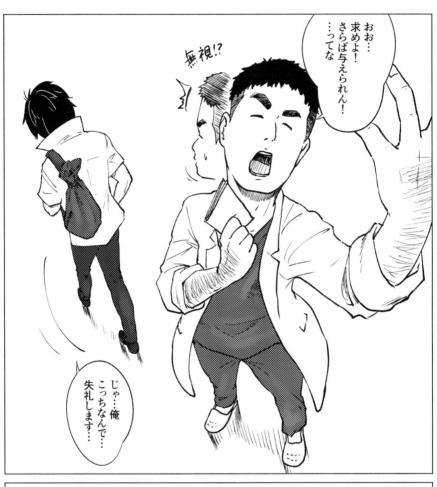

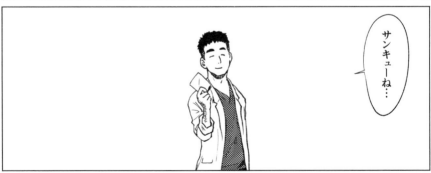

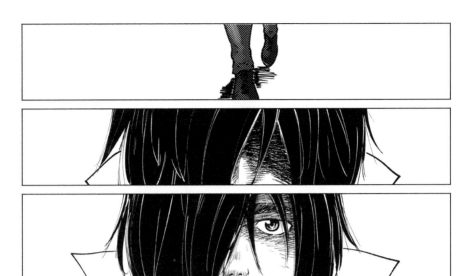

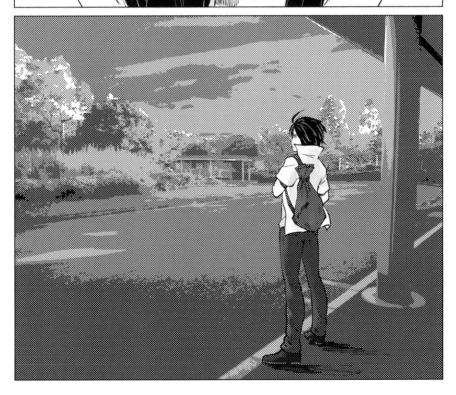

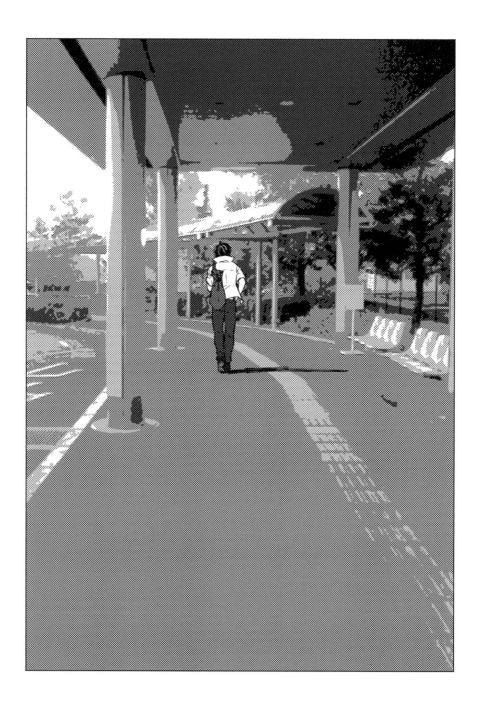

第1回

エコー
レクチャー

急性心筋梗塞

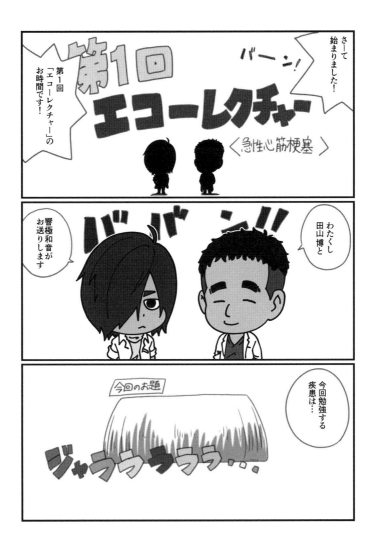

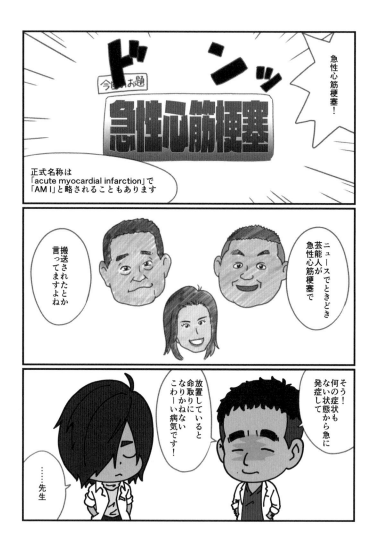

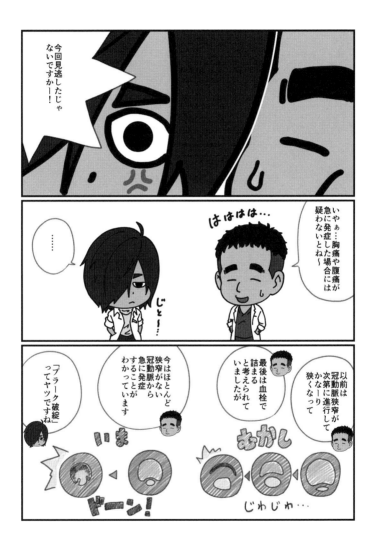

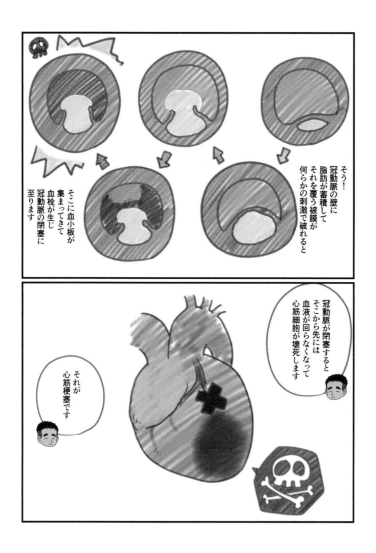

80

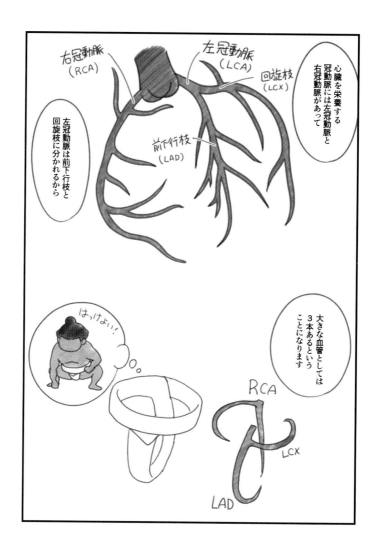

右冠動脈
（RCA）

左冠動脈
（LCA）

回旋枝
（LCX）

前下行枝
（LAD）

心臓を栄養する
冠動脈には左冠動脈と
右冠動脈があって

左冠動脈は前下行枝と
回旋枝に分かれるから

はっけよい！！

大きな血管としては
3本あるという
ことになります

RCA

LCX

LAD

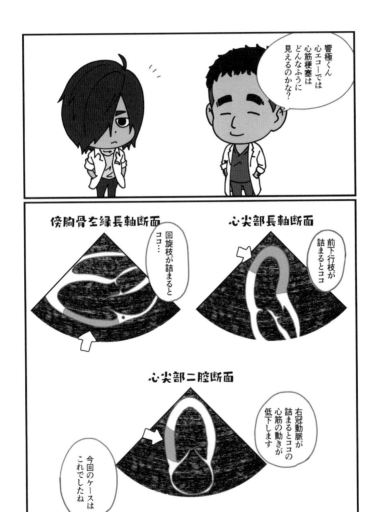

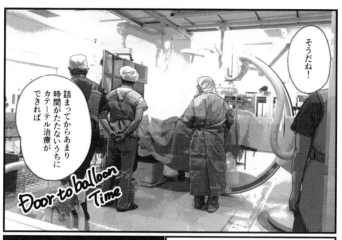

そうだね!

詰まってからあまり時間がたたないうちにカテーテル治療ができれば

Door to balloon Time

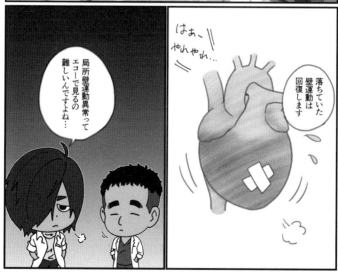

局所壁運動異常ってエコーで見るの難しいんですよね…

落ちていた壁運動は回復します

はぁ〜やれやれ…

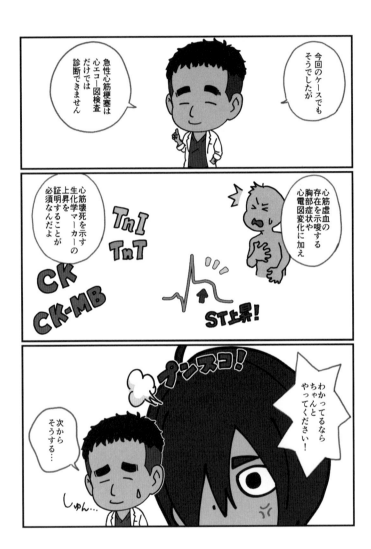

Case 2
前編

柔道の
練習中に
激しい
痛みが！

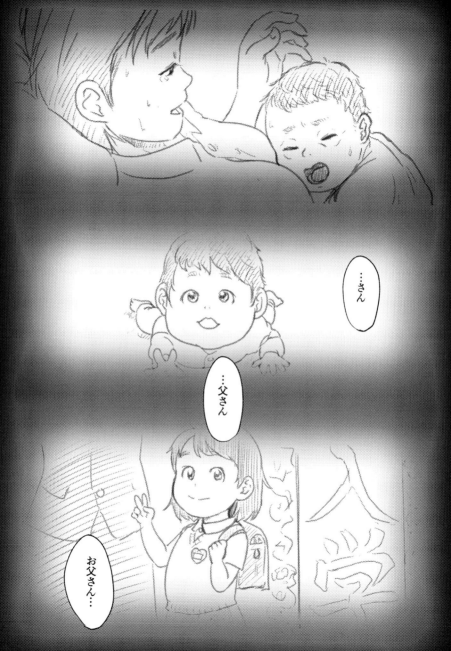

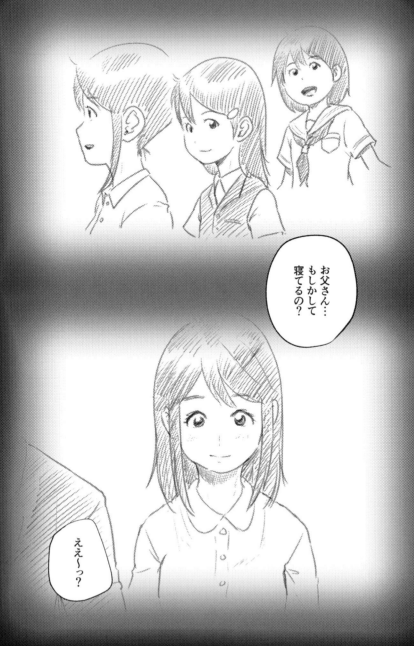

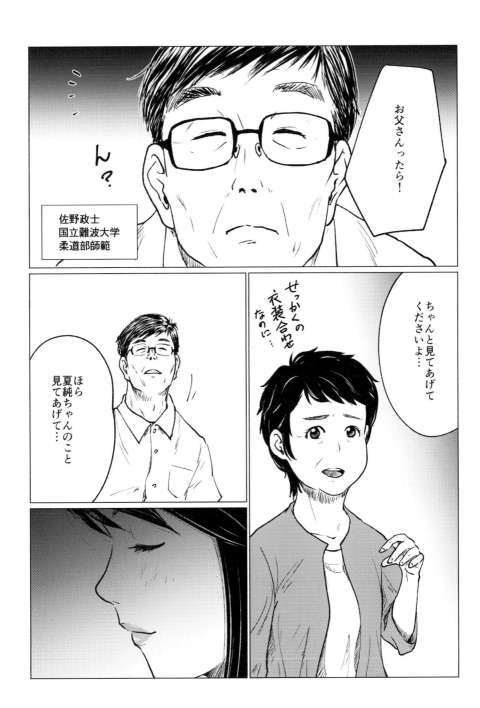

佐野政士
国立難波大学
柔道部師範

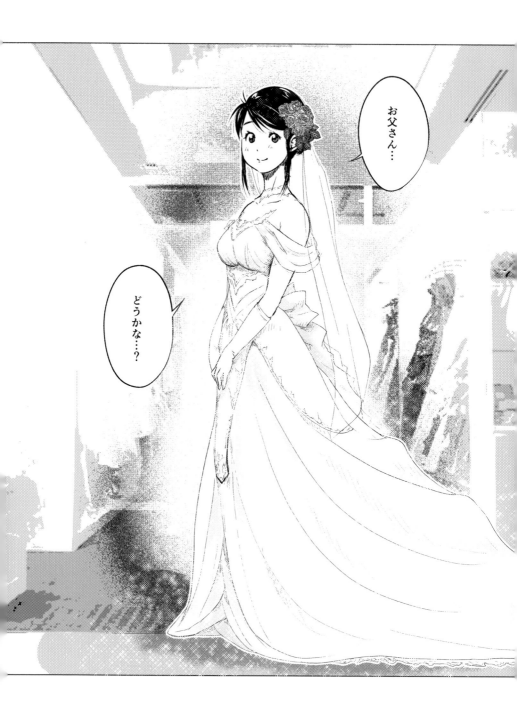

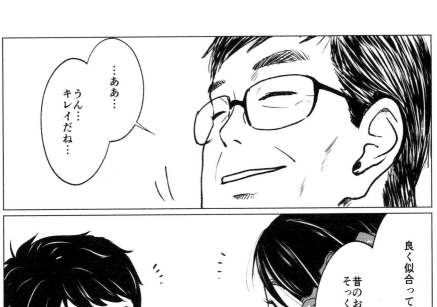

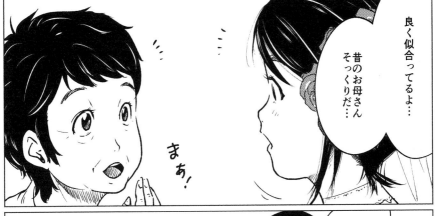

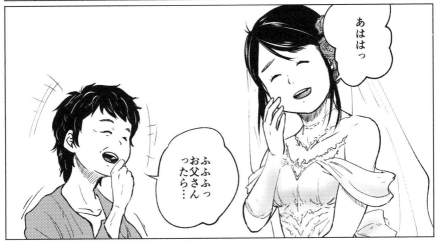

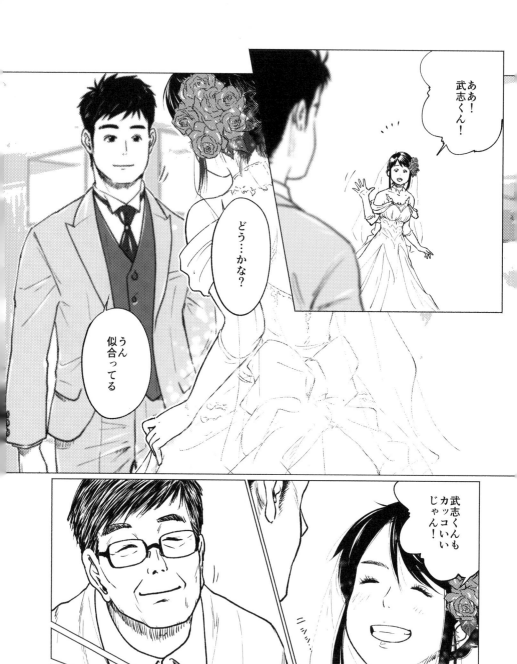

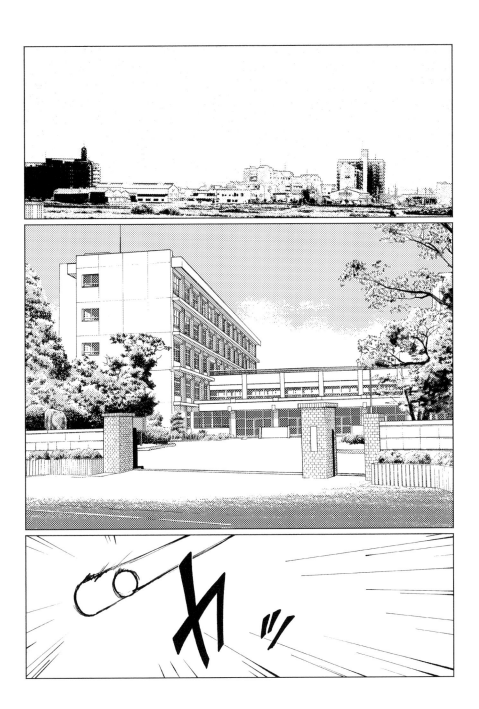

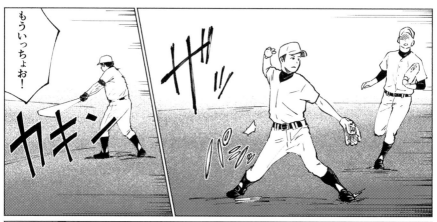

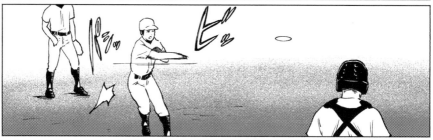

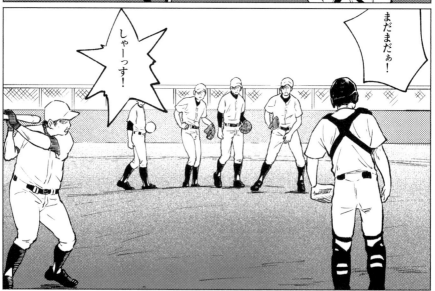

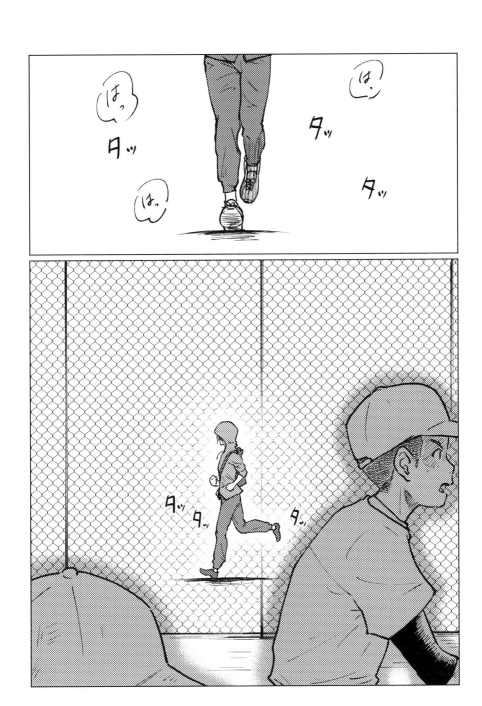

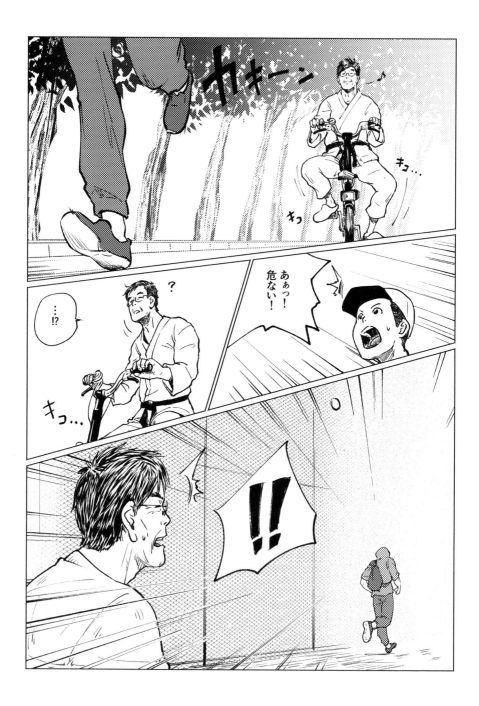

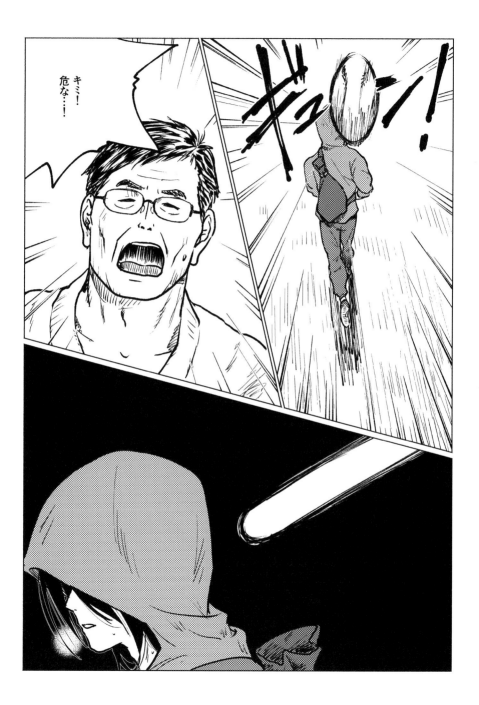

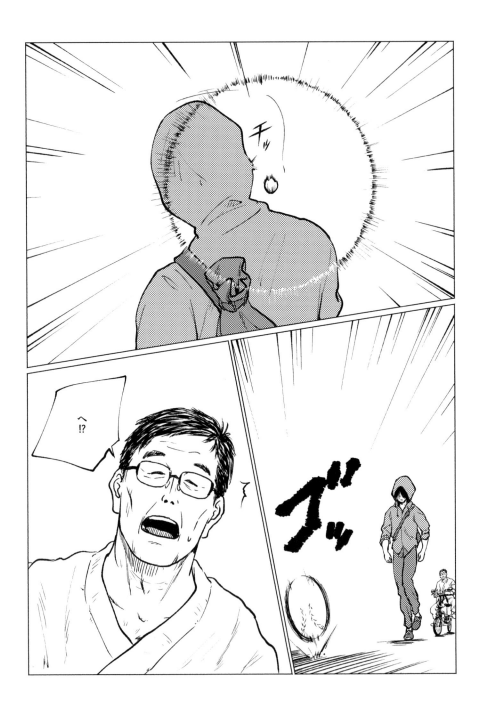

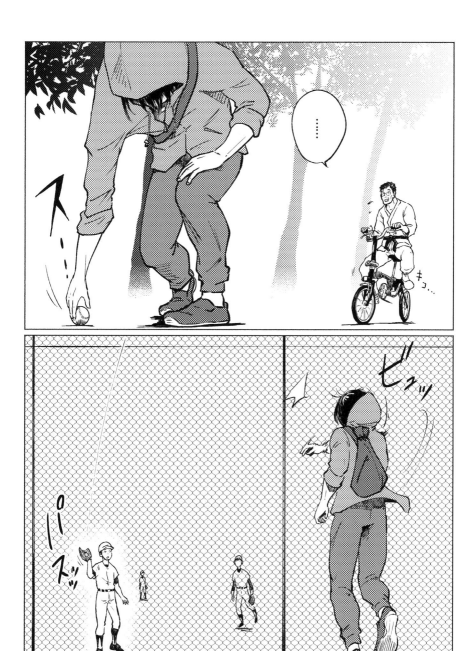

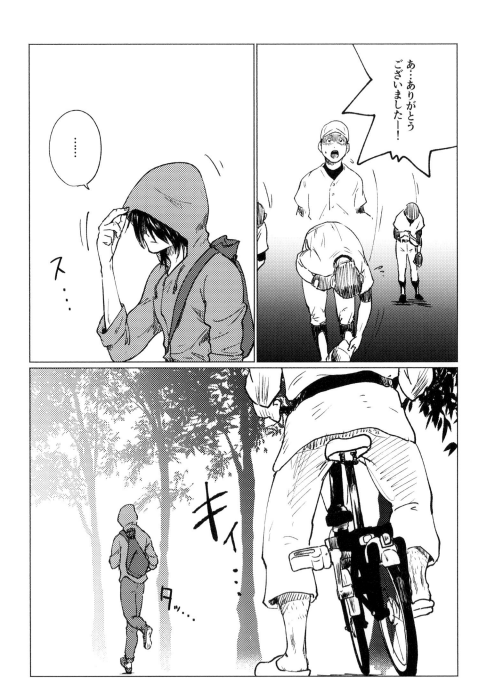

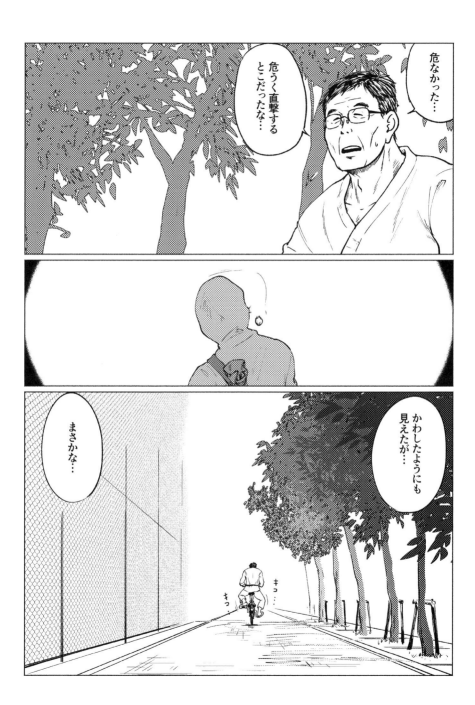

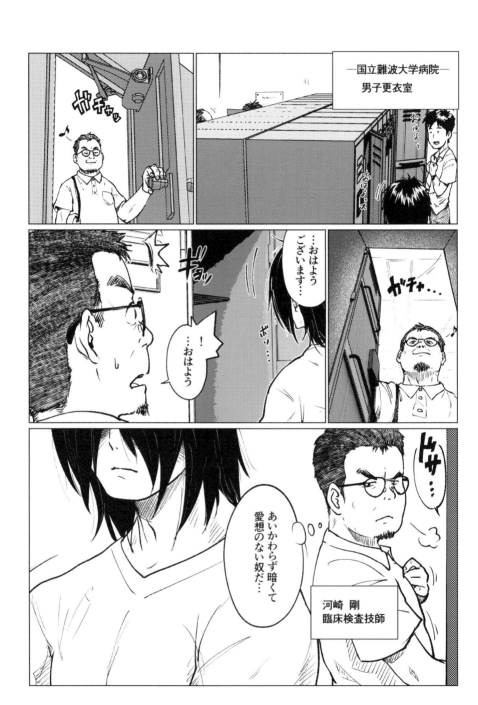

国立難波大学病院
男子更衣室

カチャ…

…おはよう
ございます…と

おはよう

！…

ボリ！…

カッチャ…

あいかわらず暗くて
愛想のない奴だ…

河崎 剛
臨床検査技師

102

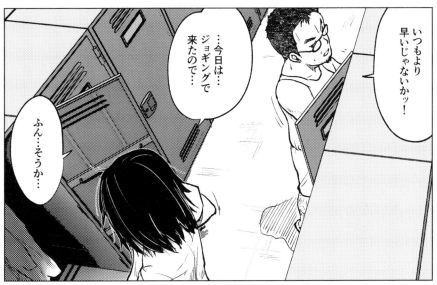

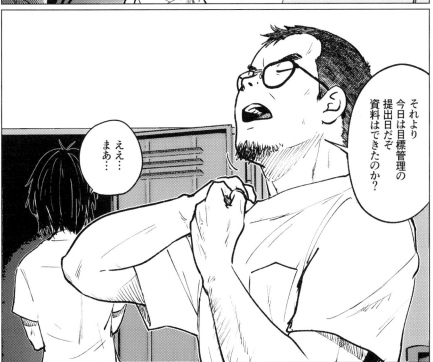

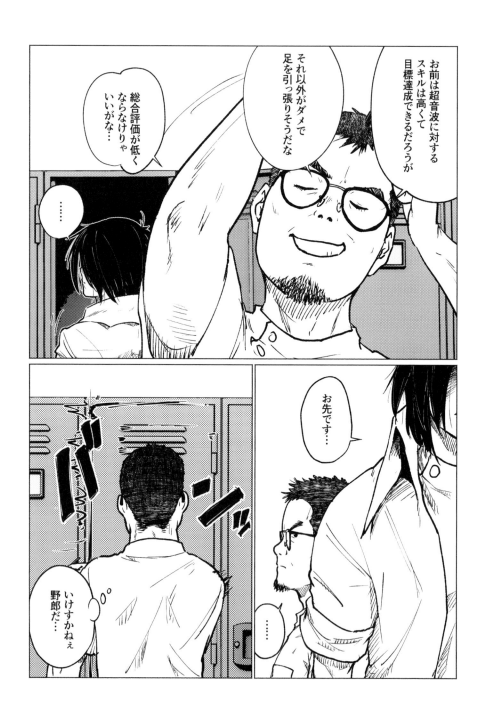

お前は超音波に対するスキルは高くて目標達成できるだろうが

それ以外がダメで足を引っ張りそうだな

総合評価が低くならなけりゃいいがな…

……

お先です…

……

いけすかねぇ野郎だ…

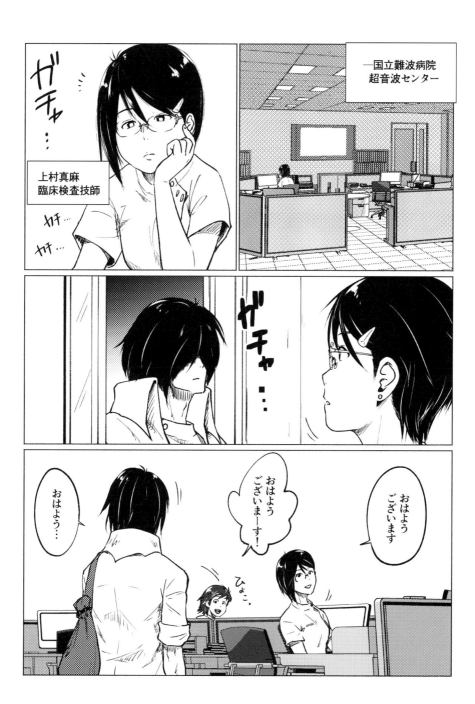

国立難波病院
超音波センター

上村真麻
臨床検査技師

ガチャ…

おはよう…

おはよう
ございまーす！

おはよう
ございます

ひょこ

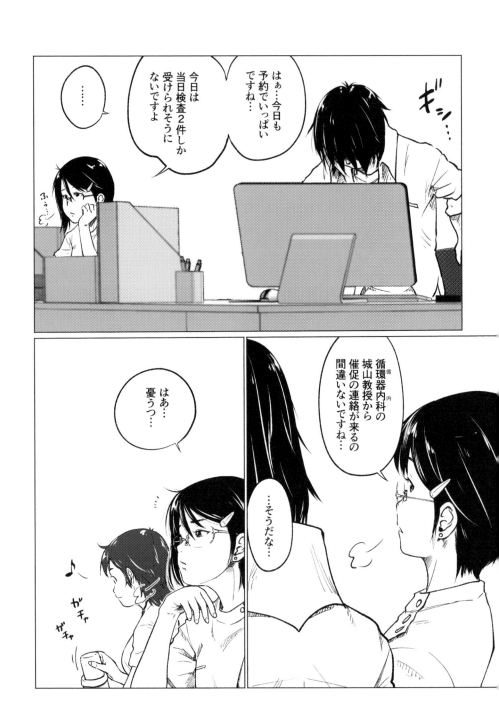

……

はぁ…今日も
予約でいっぱい
ですね…

今日は
当日検査2件しか
受けられそうに
ないですよ

ふぅ…

はぁ…
憂うつ…

♪

ガチャ
ガチャ

循環器内科の
城山教授から
催促の連絡が来るの
間違いないですね…

…そうだな…

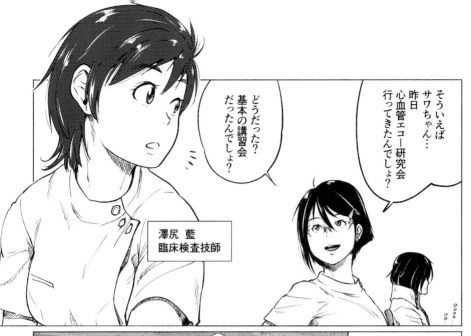

そういえばサワちゃん…
昨日
心血管エコー研究会
行ってきたんでしょ？

どうだった？
基本の講習会
だったんでしょ？

澤尻 藍
臨床検査技師

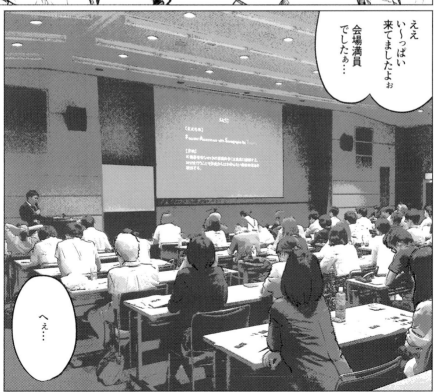

ええ
い～っぱい
来てましたよぉ
会場満員
でしたぁ…

へぇ…

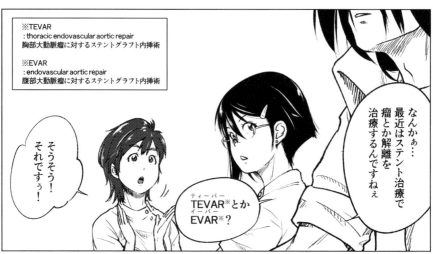

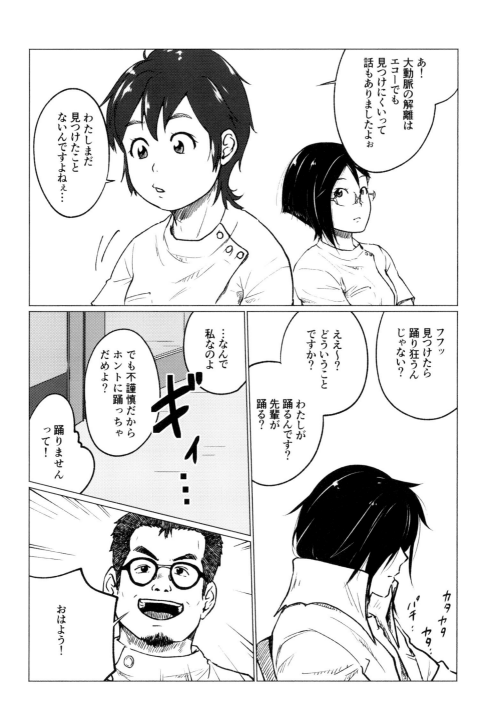

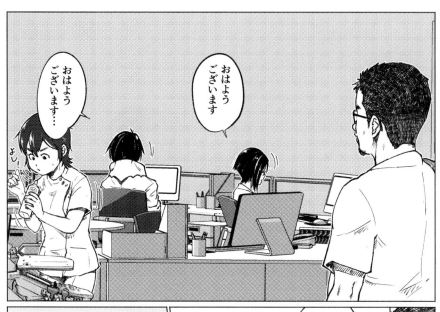

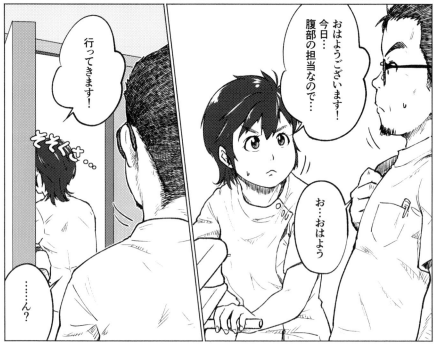

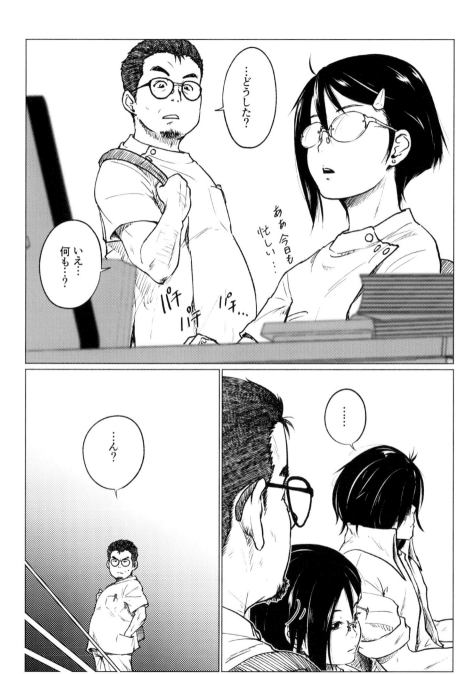

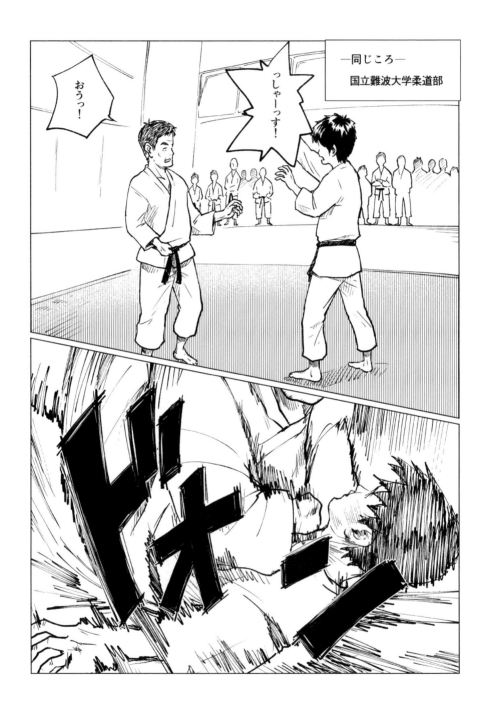

112

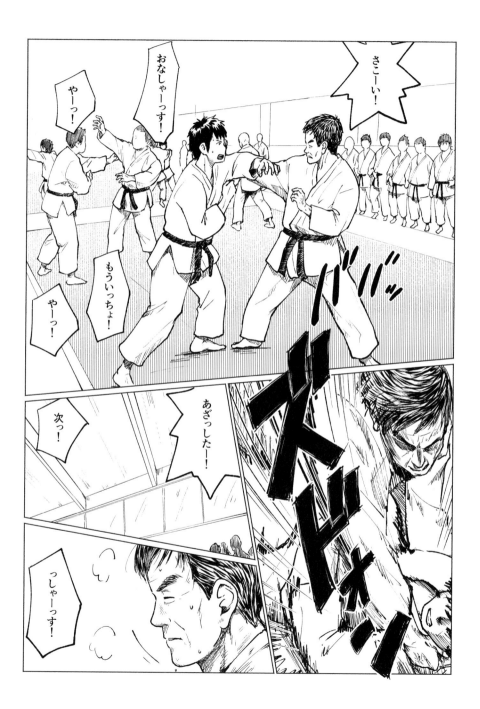

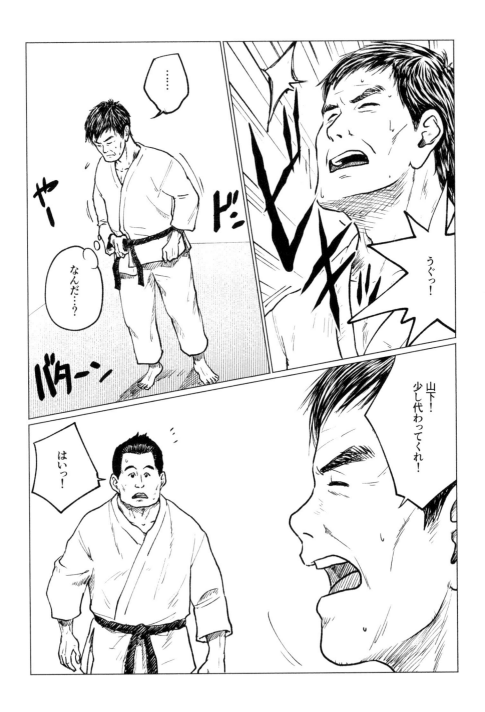

……

ヤー

ド
ッ

なんだ…？

バターン

うぐっ！

山下！
少し代わってくれ！

はいっ！

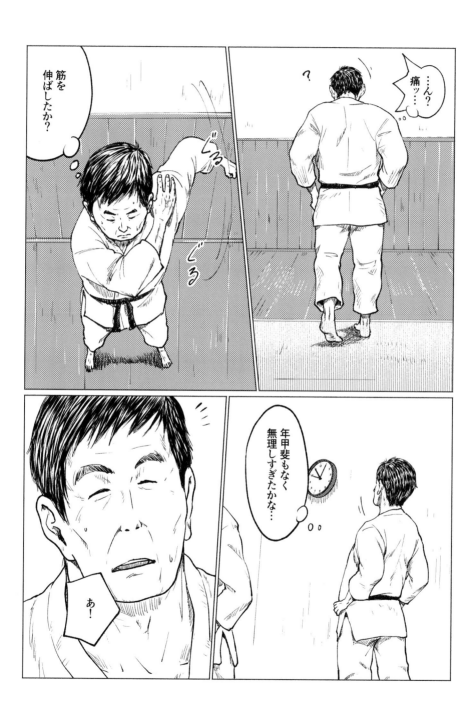

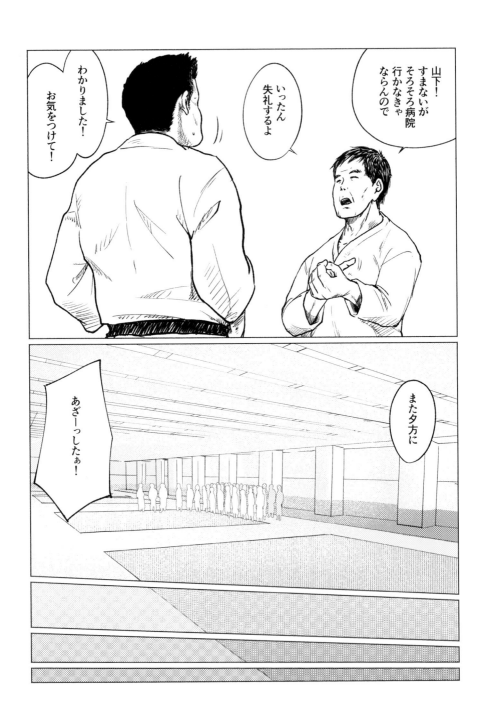

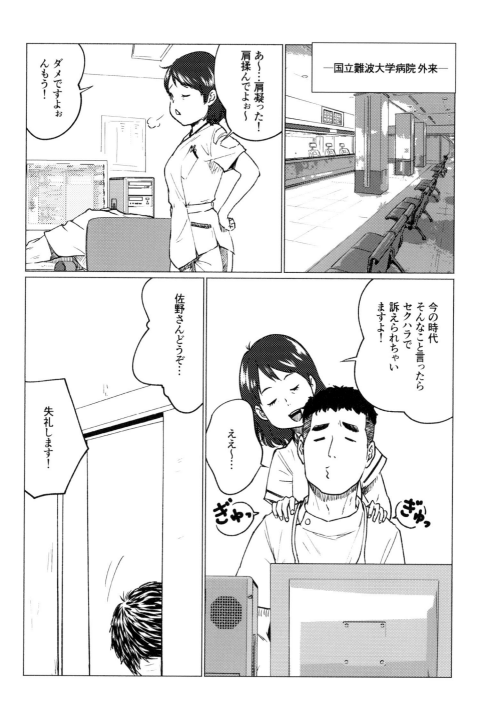

―国立難波大学病院 外来―

あ〜…肩凝った！肩揉んでよぉ〜

ダメですよぉんもう！

今の時代そんなこと言ったらセクハラで訴えられちゃいますよ！

えぇ……

ぎゅっ

ぎゅっ

佐野さんどうぞ…

失礼します！

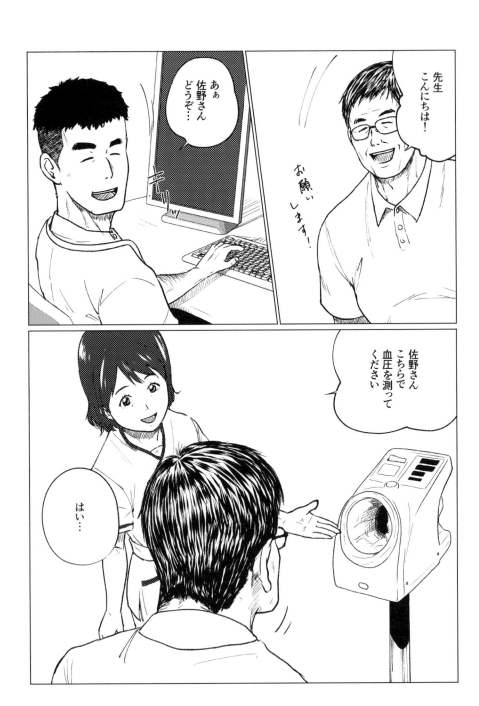

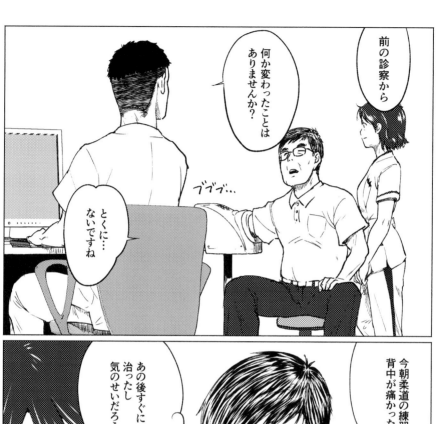

前の診察から

何か変わったことは
ありませんか？

とくに…
ないですね

ブブブ…

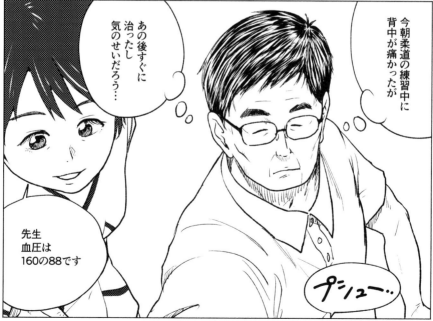

今朝柔道の練習中に
背中が痛かったが

あの後すぐに
治ったし
気のせいだろう…

先生
血圧は
160の88です

プシュー…

119

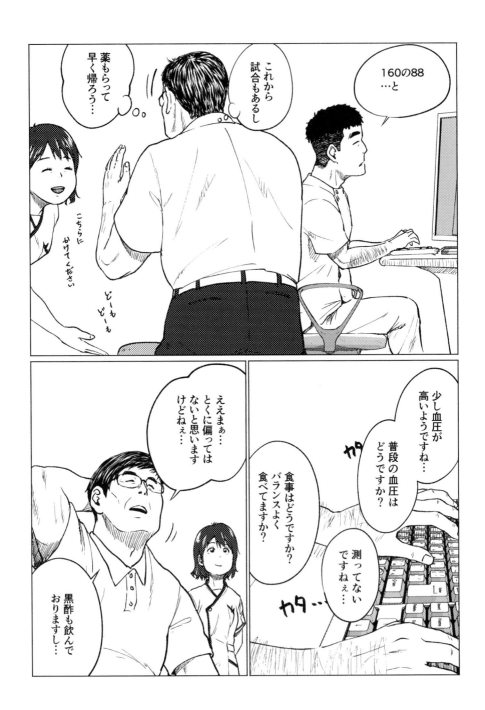

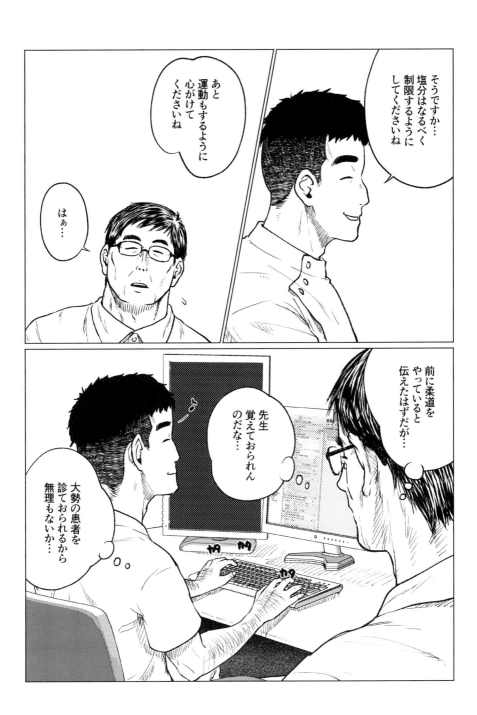

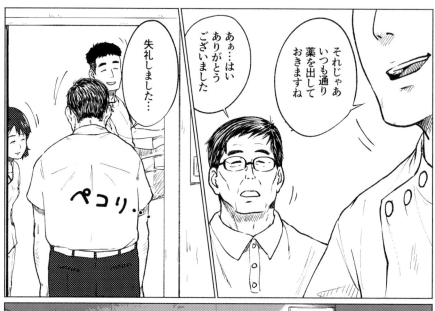

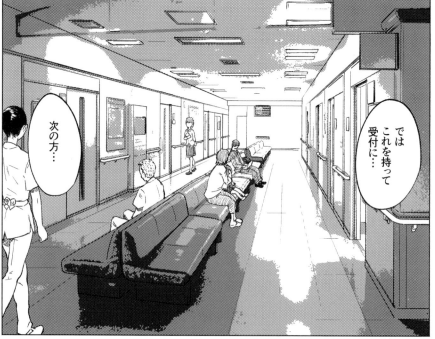

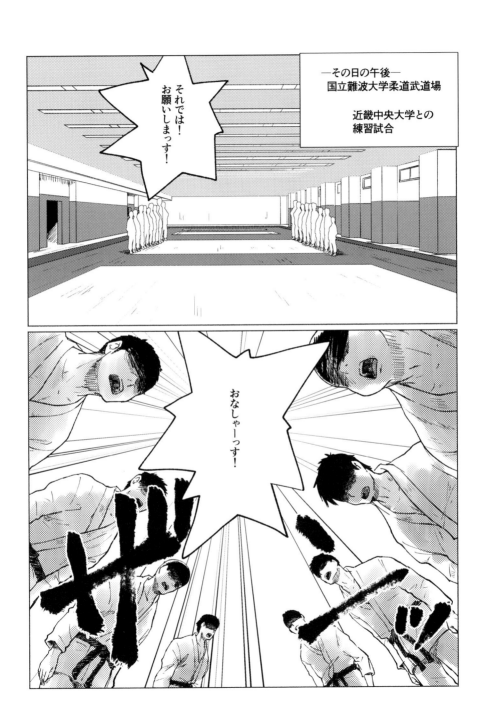

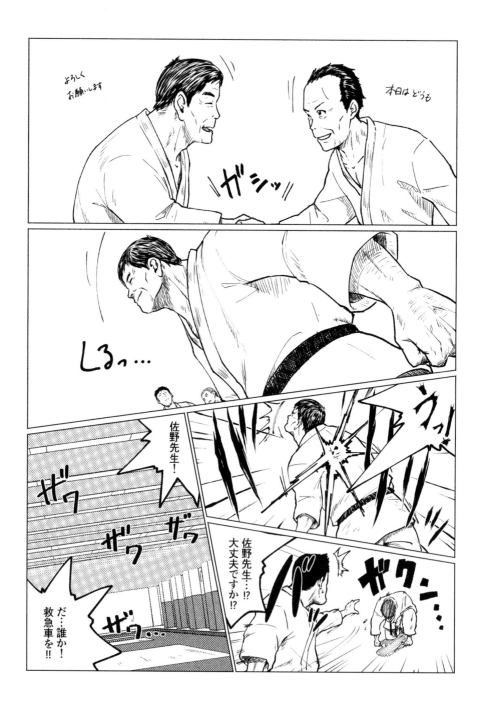

Case 2 後編

柔道の練習中に激しい痛みが！

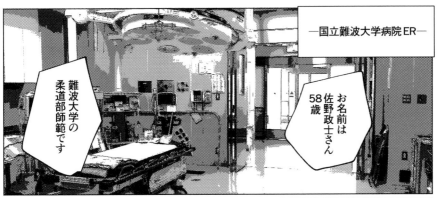

―国立難波大学病院ER―

難波大学の柔道部師範です

お名前は佐野政士さん
58歳

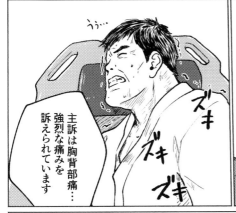

うぅ…

主訴は胸背部痛…強烈な痛みを訴えられています

ズキ
ズキ
ズキ

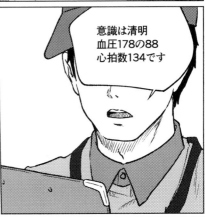

意識は清明
血圧178の88
心拍数134です

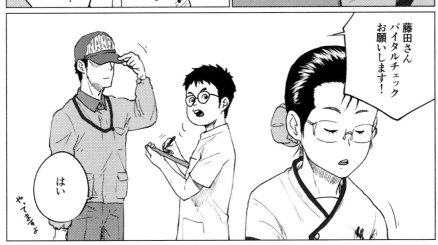

藤田さん
バイタルチェックお願いします！

はい

やってきます

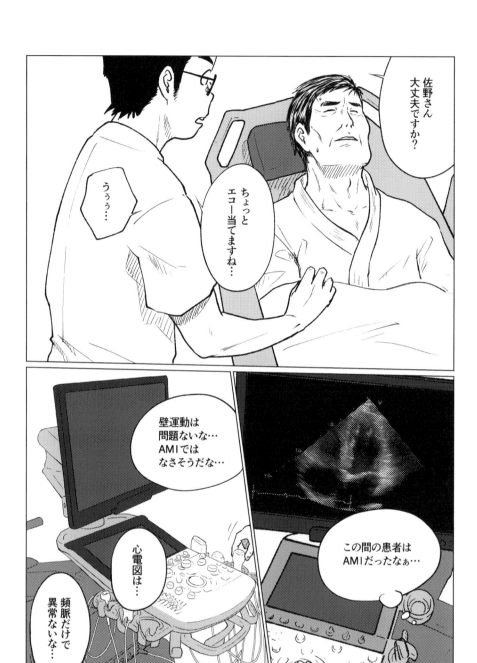

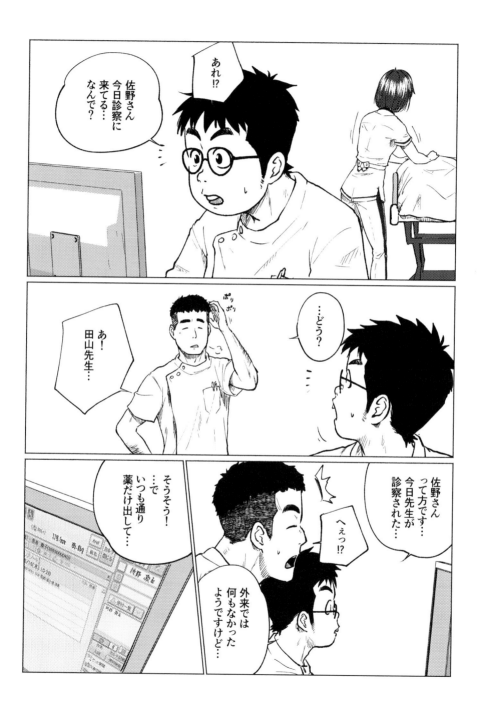

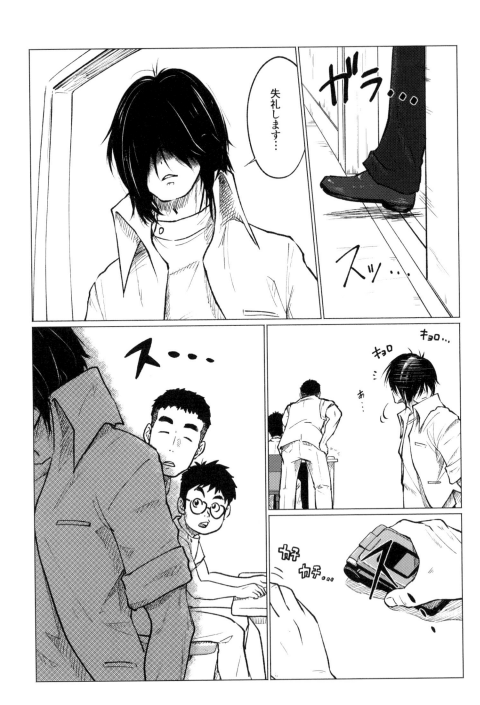

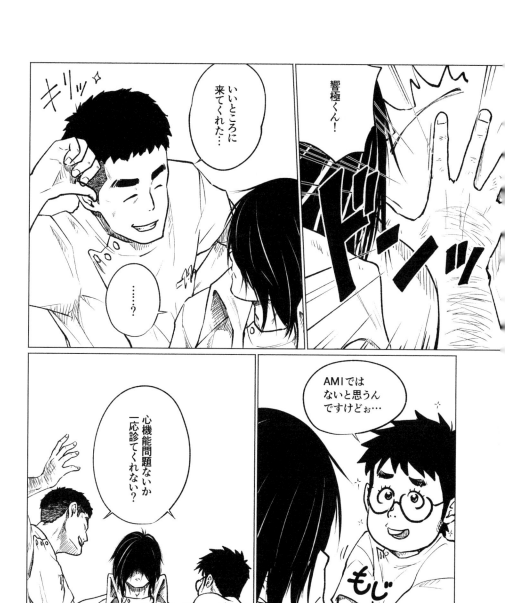

キリッ☆

響極くん！

いいところに
来てくれた…

ドーンッ

…….？

心機能問題ないか
一応診てくれない？

AMIでは
ないと思うん
ですけどぉ…

もじ
もじ…

…….

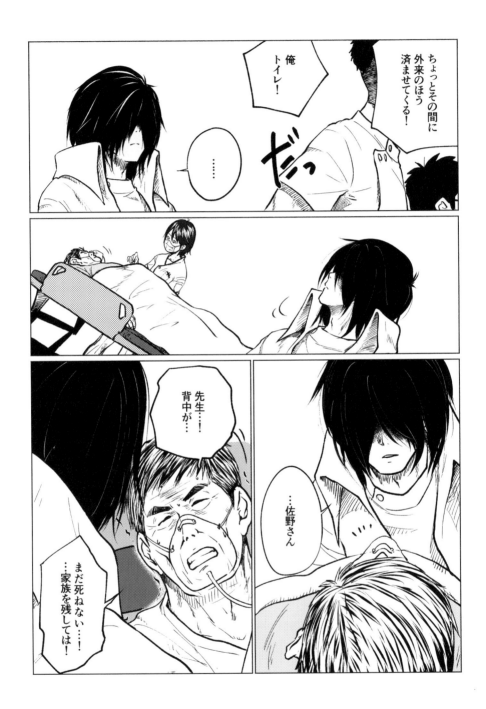

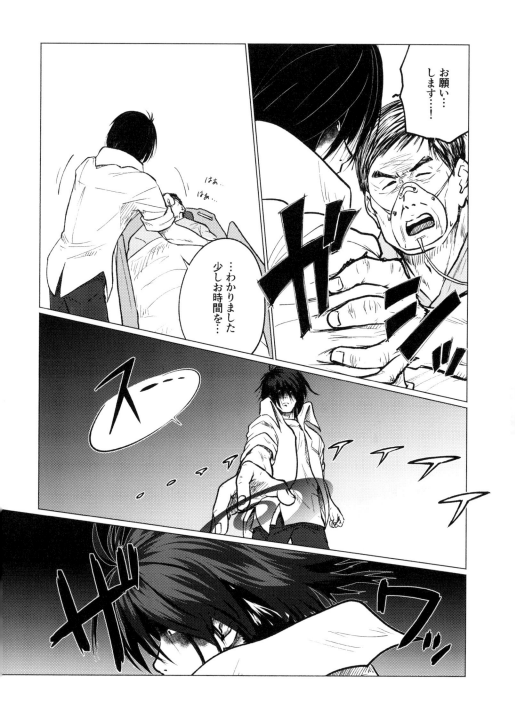

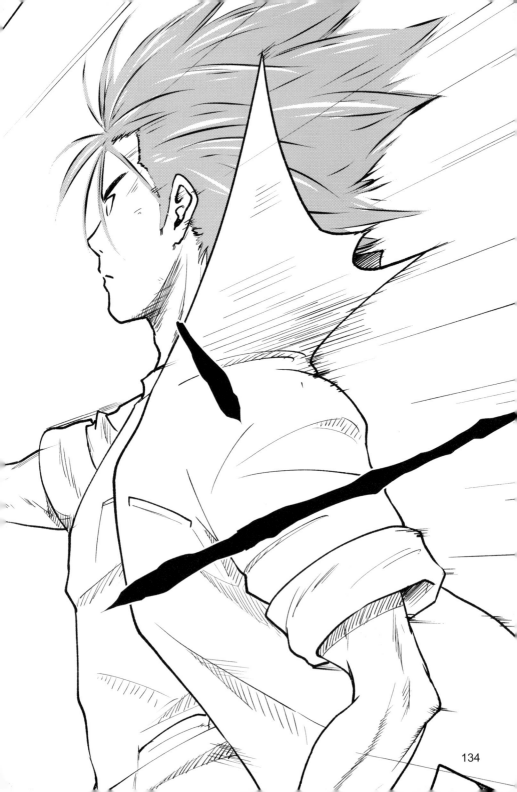

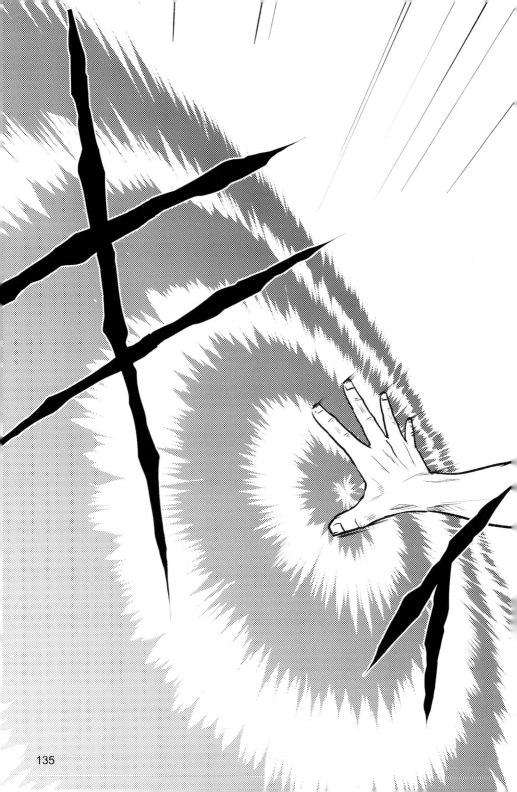

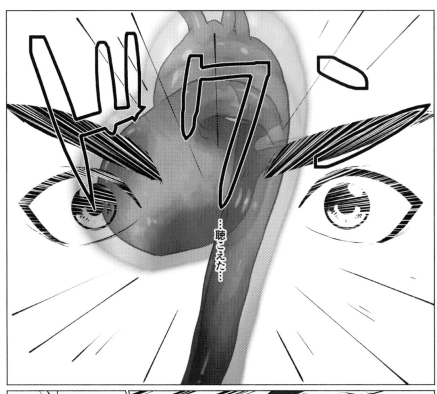

…聴こえた…

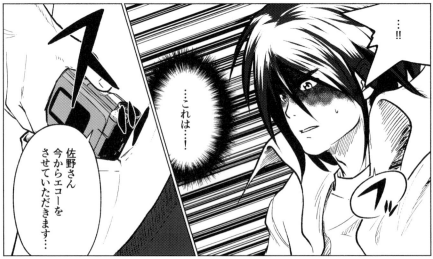

…!!

…これは…!

佐野さん
今から
エコーを
させて
いただきます…

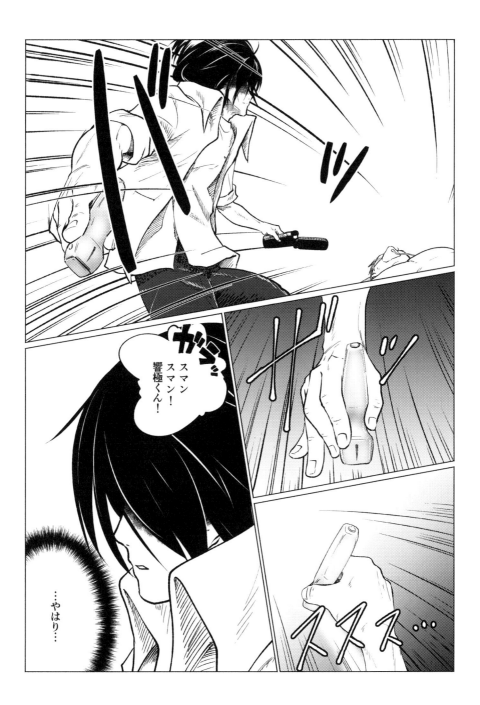

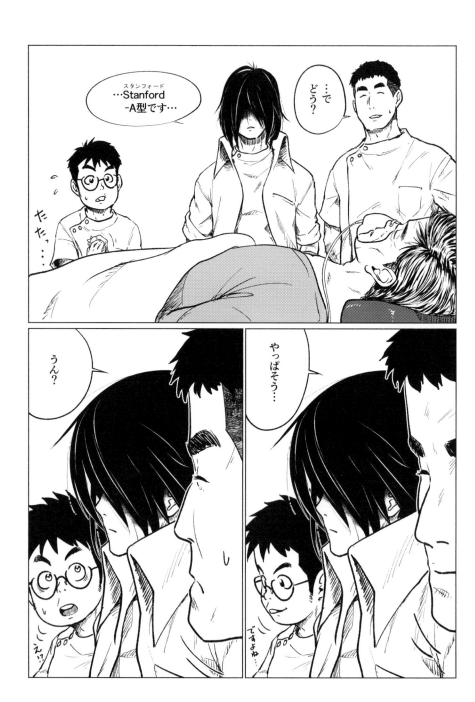

138

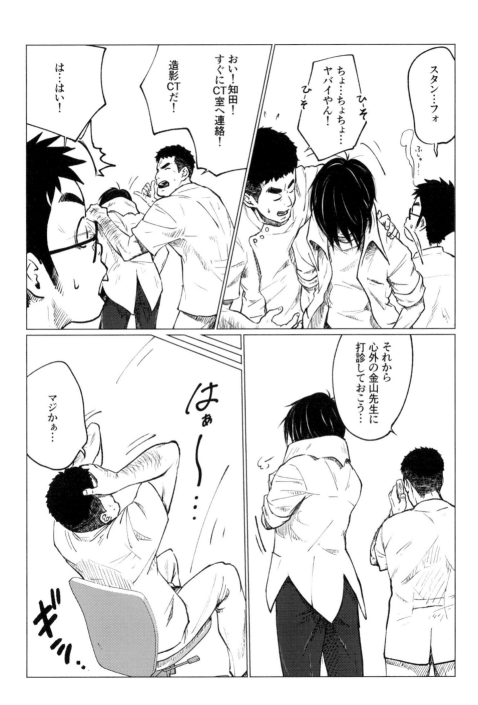

スタン…フォ

ちょ…ちょちょ…
ヤバイやん！
ひ・そ

ひ・そ

造影CTだ！

おい！知田！
すぐにCT室へ連絡！

は…はい！

それから心外の金山先生に
打診しておこう…

マジかぁ…

はぁ〜…

ギ……

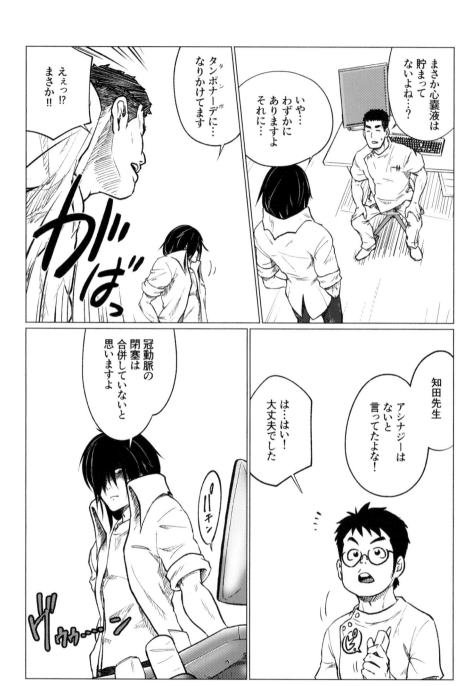

えっ!?
まさか!!

まさか心嚢液は
貯まって
ないよね…？

いや…
わずかに
ありますよ
それに…

タンポナーデに…
なりかけてます

知田先生
アシナジーは
ないと
言ってたよな！

は…はい！
大丈夫でした

冠動脈の
閉塞は
合併していないと
思いますよ

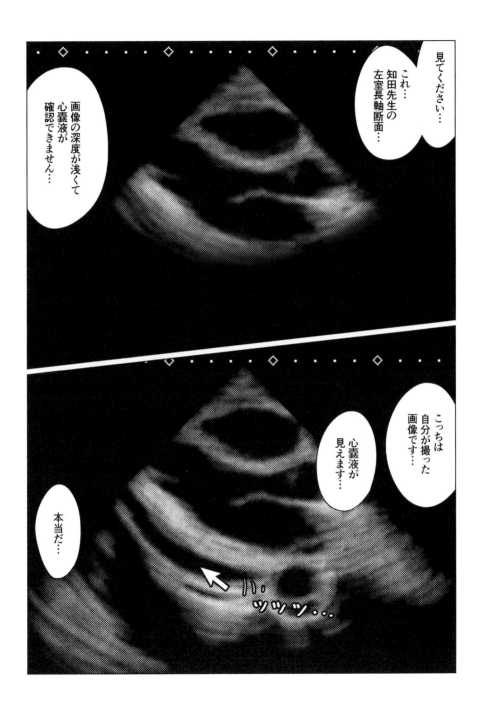

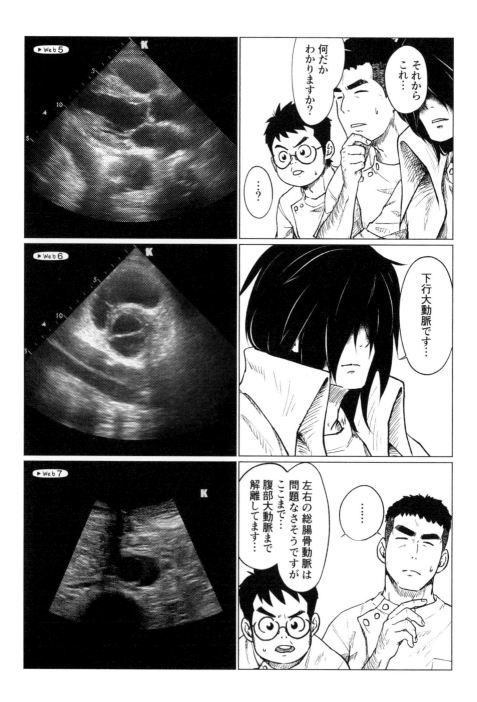

▶Web 5

それから
これ…

何だか
わかりますか?

…?

▶Web 6

下行大動脈です…

▶Web 7

左右の総腸骨動脈は
問題なさそうですが
ここまで…
腹部大動脈まで
解離してます…

……

142

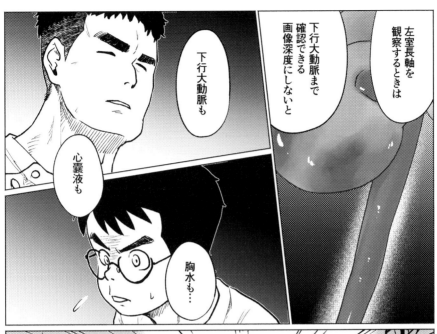

左室長軸を観察するときは

画像深度にしないと確認できる下行大動脈まで

下行大動脈も

心囊液も

胸水も…

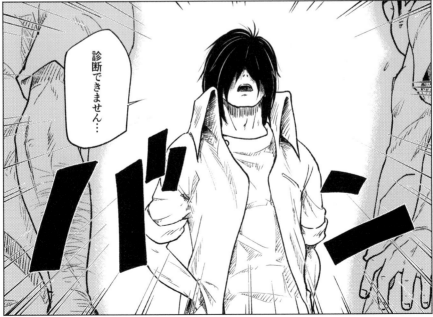

診断できません…

バン

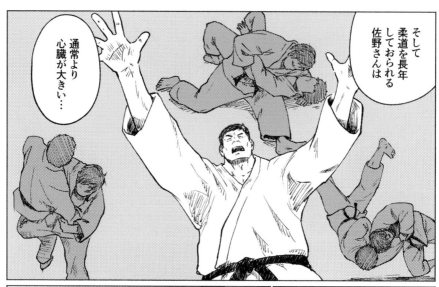

そして柔道を長年しておられる佐野さんは

通常より心臓が大きい…

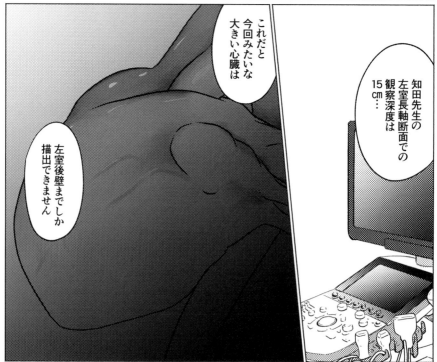

知田先生の左室長軸断面での観察深度は15cm…

これだと今回みたいな大きい心臓は

左室後壁までしか描出できません

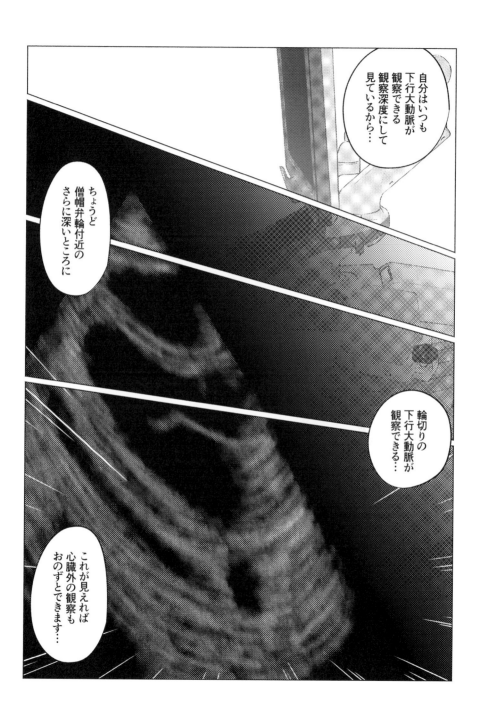

自分はいつも下行大動脈が観察できる観察深度にして見ているから…

ちょうど僧帽弁輪付近のさらに深いところに

輪切りの下行大動脈が観察できる…

これが見えれば心臓外の観察もおのずとできます…

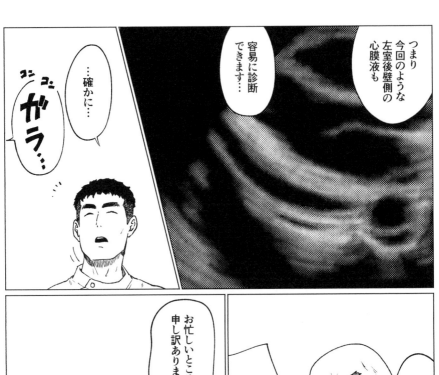

つまり今回のような左室後壁側の心膜液も

容易に診断できます…

…確かに…

ゴンゴンガラ…

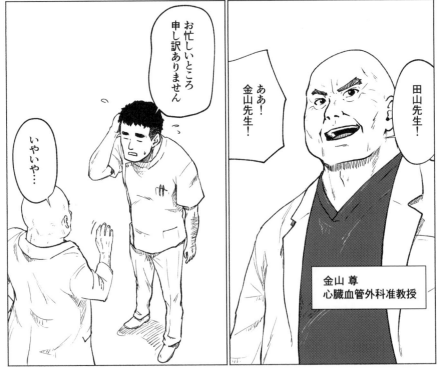

田山先生！

ああ！金山先生！

お忙しいところ申し訳ありません

いやいや…

金山 尊
心臓血管外科准教授

146

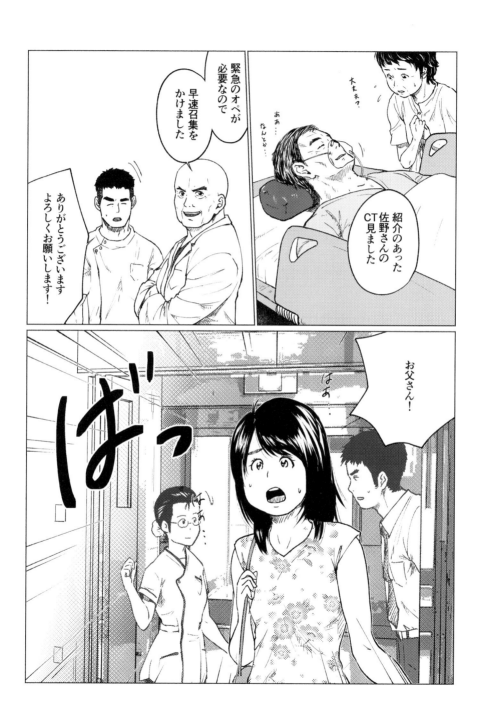

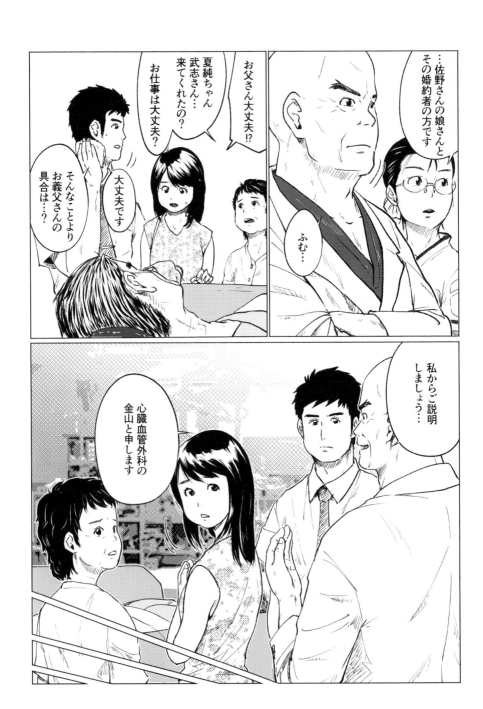

148

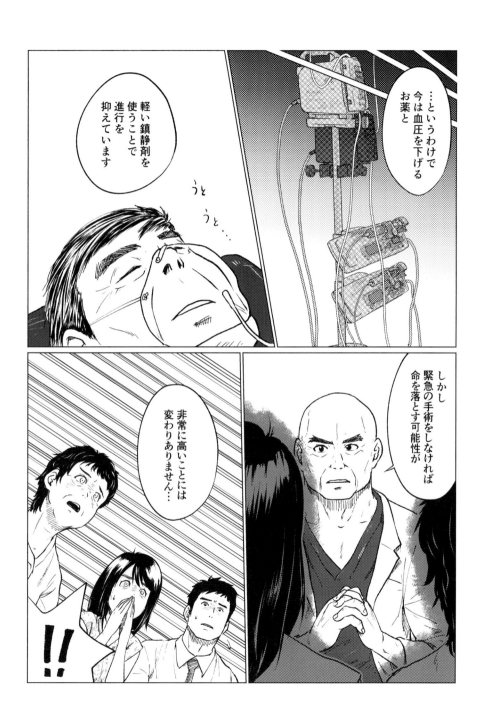

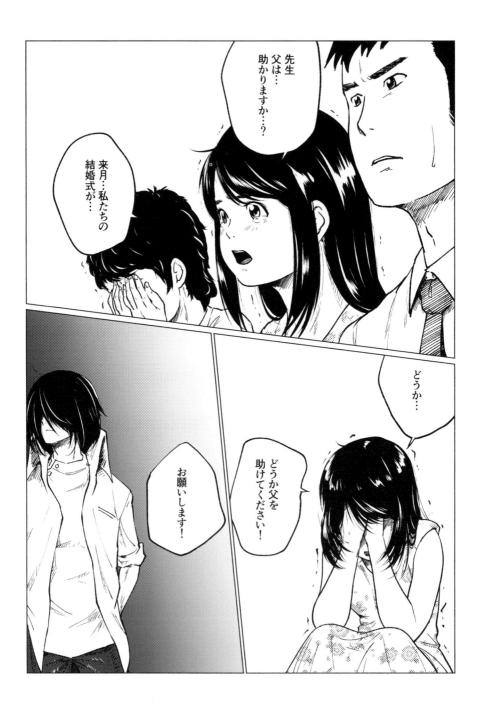

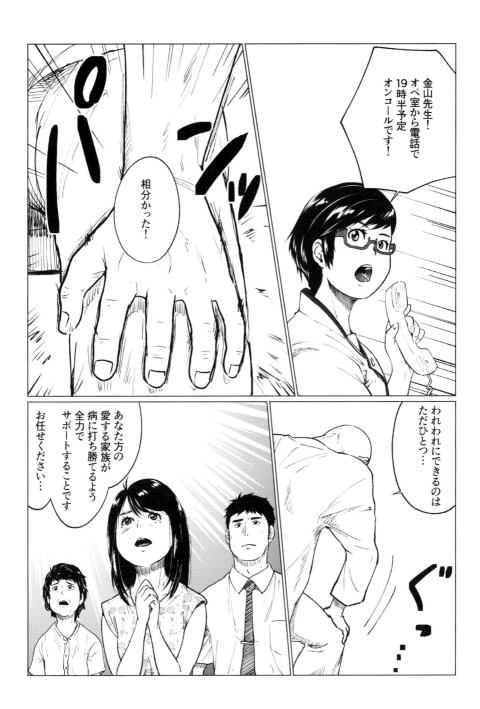

金山先生！オペ室から電話で19時半予定オンコールです！

相分かった！

われわれにできるのはただひとつ…

あなた方の愛する家族が病に打ち勝てるよう全力でサポートすることですお任せください…

パーンッ

ぐっ…

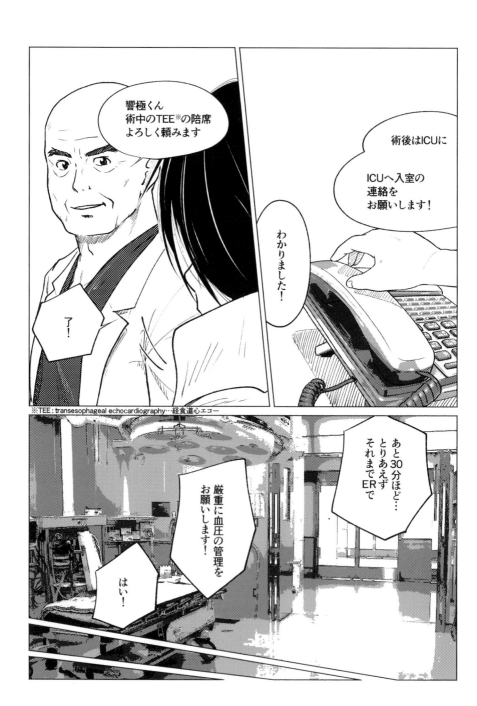

※TEE：transesophageal echocardiography…経食道心エコー

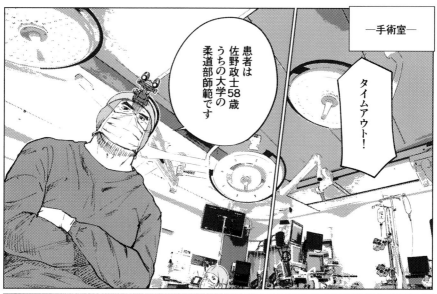

―手術室―

タイムアウト！

患者は
佐野政士58歳
うちの大学の
柔道部師範です

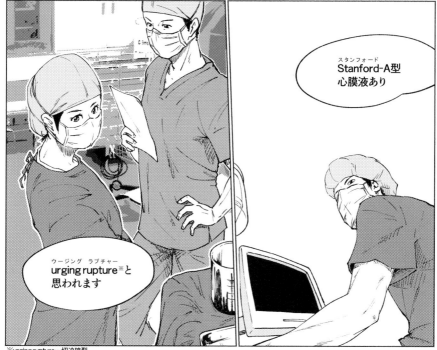

Stanford-A型
心膜液あり

urging rupture※と
思われます

※urging rupture…切迫破裂

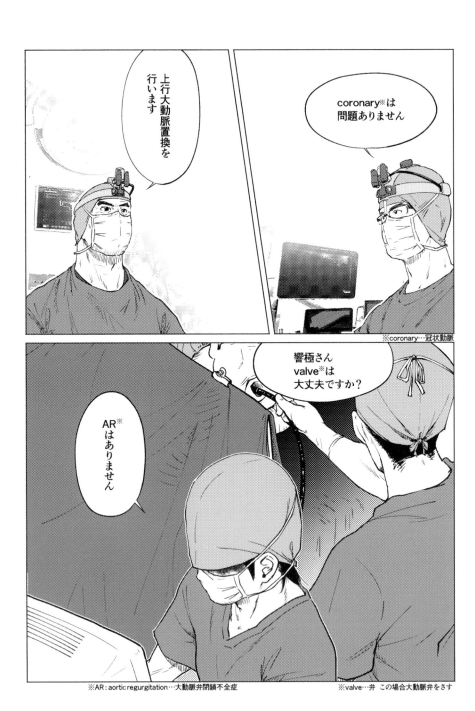

※coronary…冠状動脈

※AR:aortic regurgitation…大動脈弁閉鎖不全症　　　　　　　　※valve…弁　この場合大動脈弁をさす

154

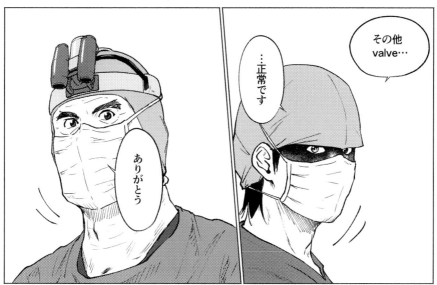

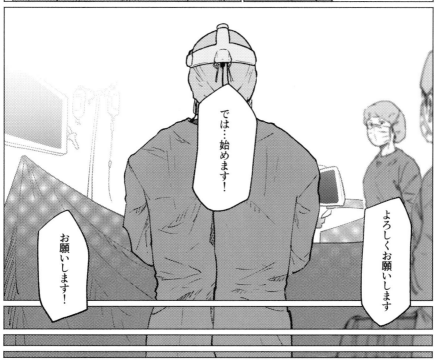

155

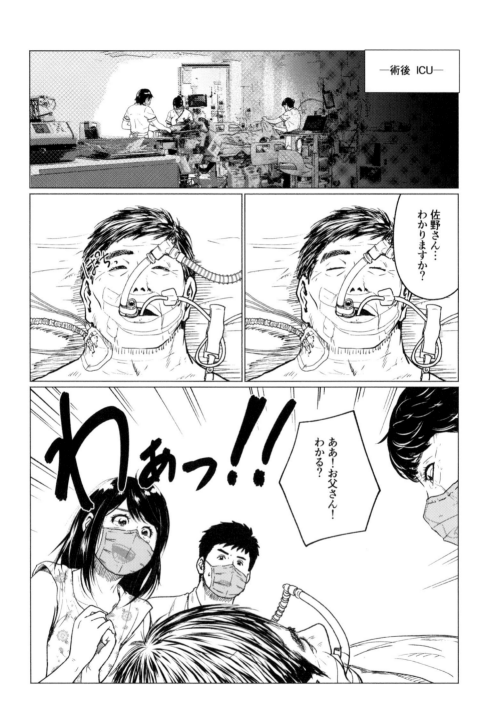

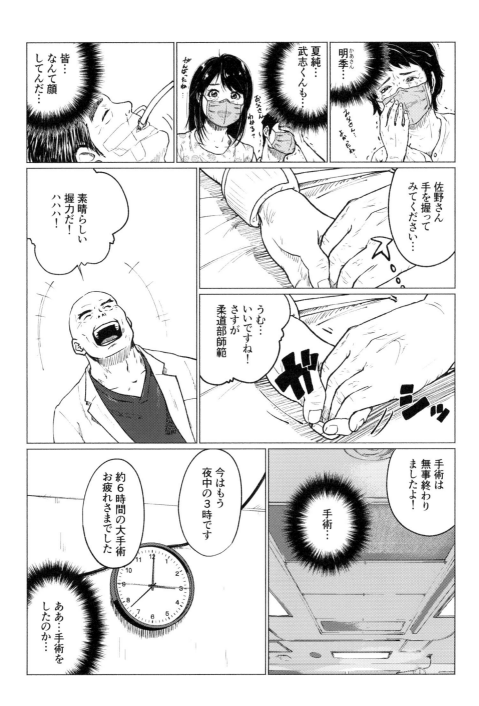

皆…なんて顔してんだ…

夏純…武志くんも…

がんばってね!

お父さん、わかる?

明季さん…

みんな…なあ…みんな、な…

佐野さん手を握ってみてください…

素晴らしい握力だ!ハハハ!

うむ…いいですね!さすが柔道部師範

手術は無事終わりましたよ!

手術…

ガッ

シッ

今はもう夜中の3時です

約6時間の大手術お疲れさまでした

ああ…手術をしたのか…

157

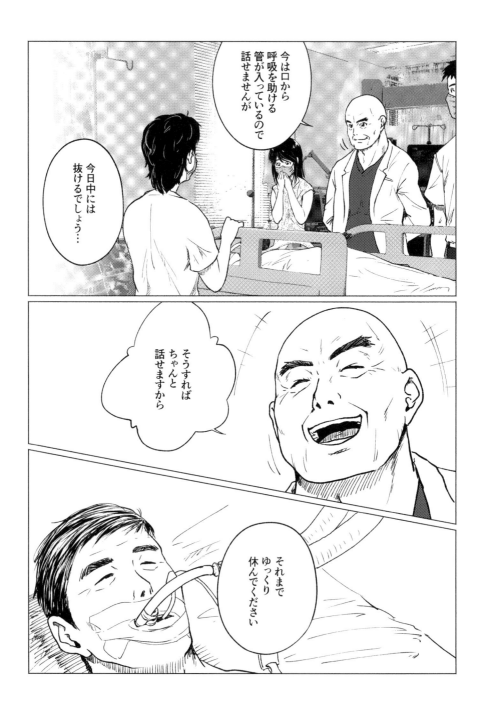

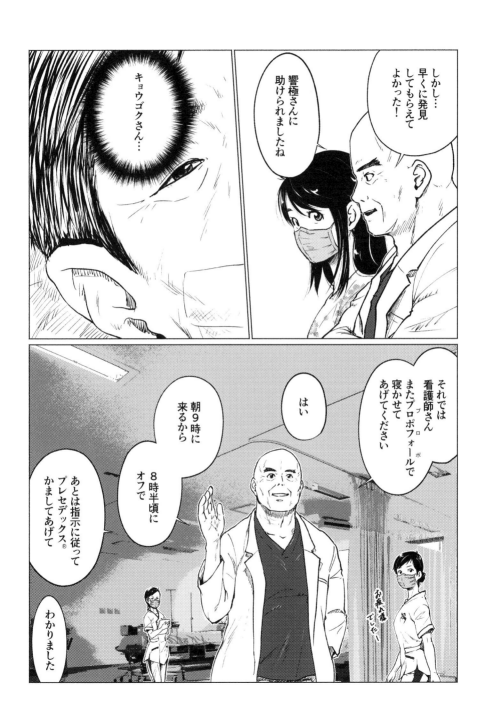

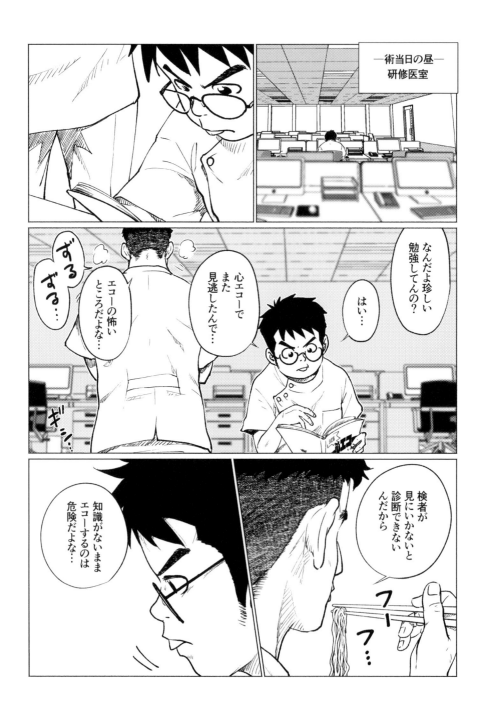

160

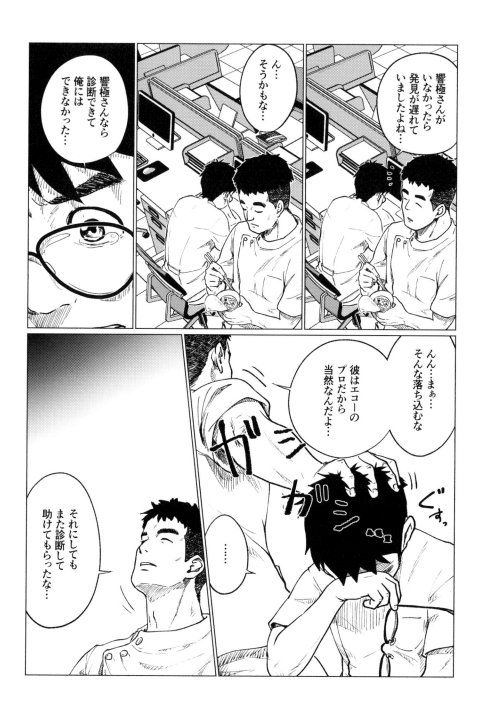

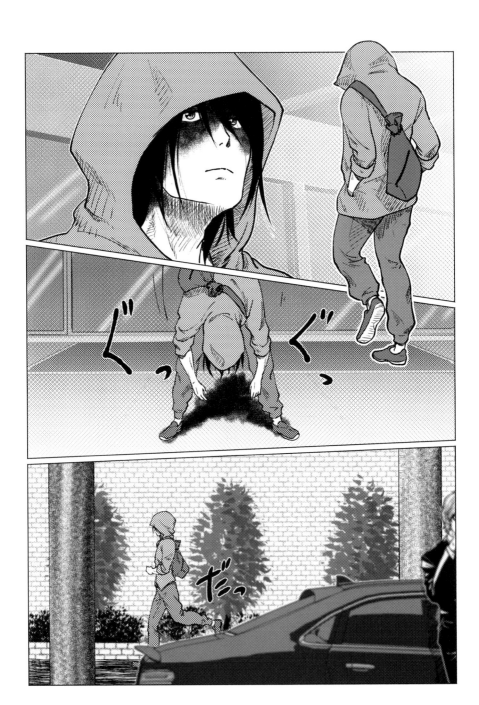

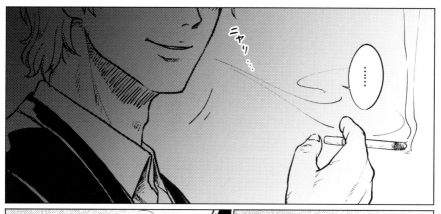

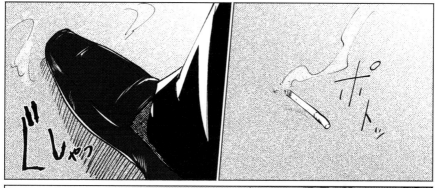

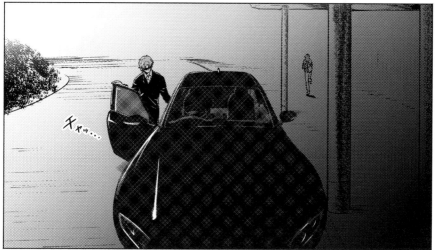

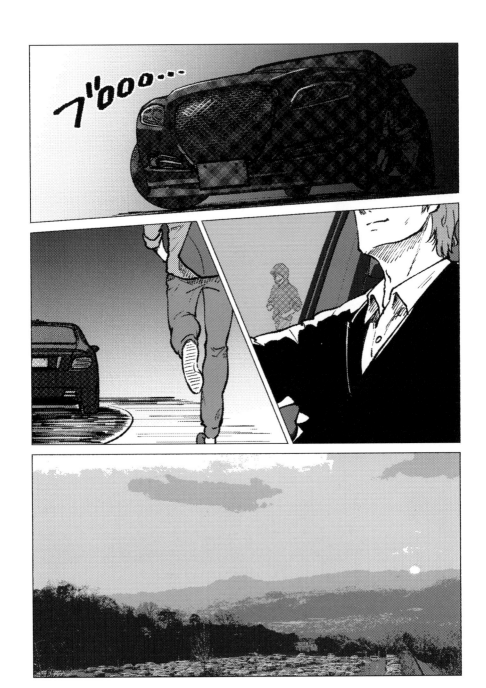

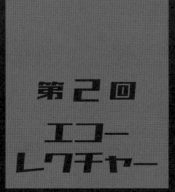

第2回
エコー
レクチャー

大動脈解離

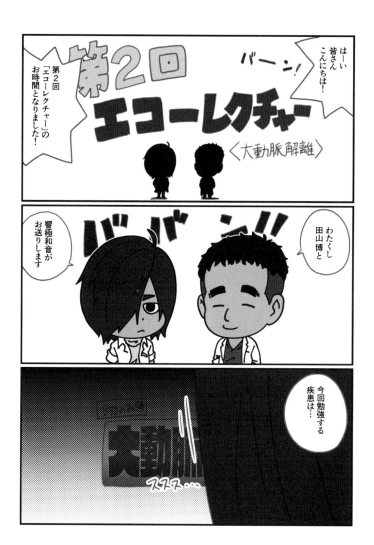

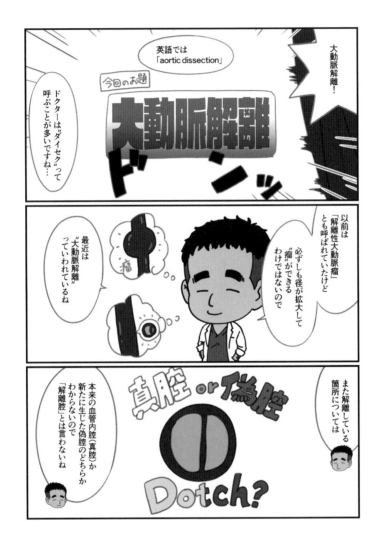

168

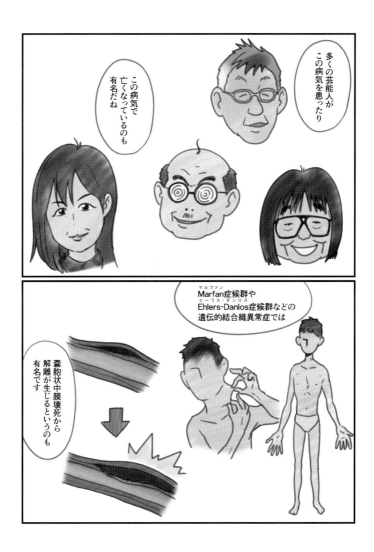

本編の患者さんは胸痛で来院されていたけど

大動脈解離は色んな症状で発症する

脳に血流を送る血管に解離が及ぶと脳卒中や意識障害などの症状で搬送されてくることがある

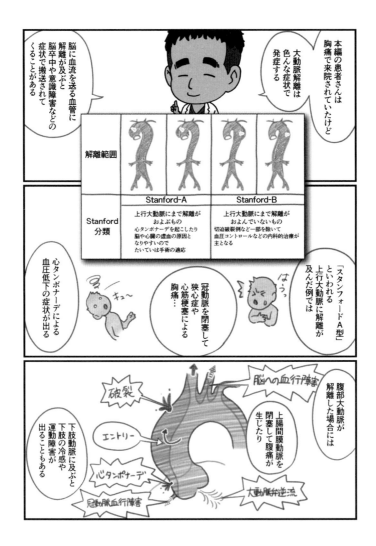

解離範囲			
	Stanford-A		Stanford-B
Stanford分類	上行大動脈にまで解離がおよぶもの 心タンポナーデを起こしたり脳や心臓の虚血の原因となりやすいので たいていは手術の適応		上行大動脈にまで解離がおよんでいないもの 切迫破裂例など一部を除いて血圧コントロールなどの内科的治療が主となる

心タンポナーデによる血圧低下の症状が出る

冠動脈を閉塞して狭心症や心筋梗塞による胸痛…

「スタンフォードA型」といわれる上行大動脈に解離が及んだ例では

破裂

エントリー

心タンポナーデ

冠動脈血行障害

脳への血行障害

上腸間膜動脈を閉塞して腹痛が生じたり

大動脈弁逆流

腹部大動脈が解離した場合には

下肢動脈に及ぶと下肢の冷感や運動障害が出ることもある

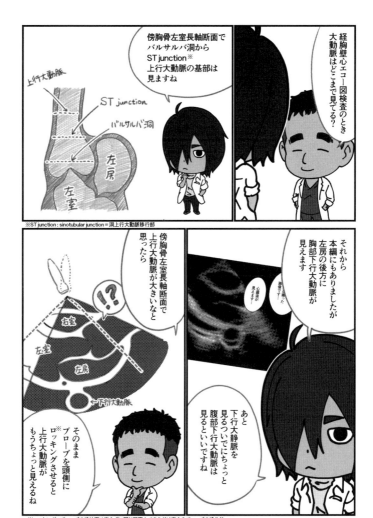

※ST junction：sinotubular junction＝洞上行大動脈移行部

※ロッキング＝プローブの接地面は変えずに同じ断面上で向きだけ変えるプローブの操作法

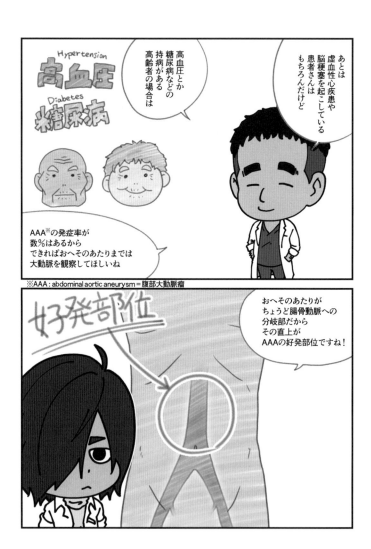

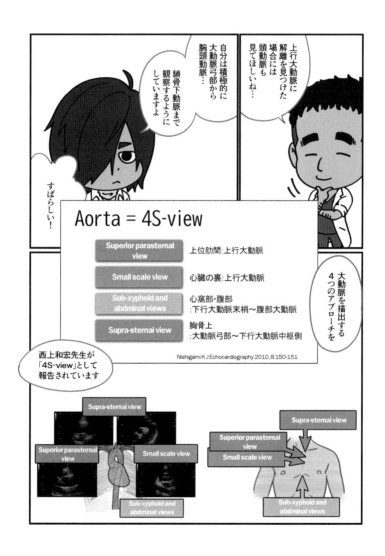

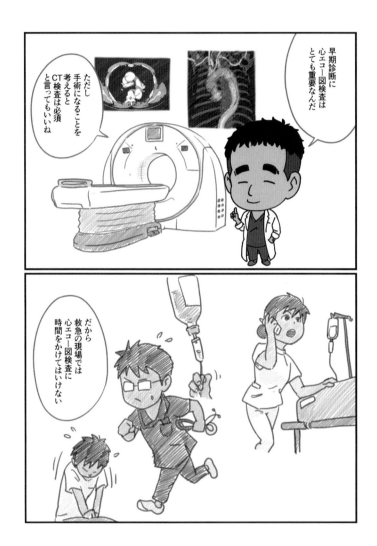

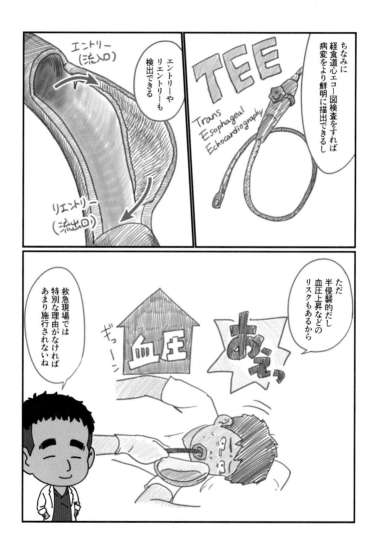

エントリー
(流入口)

エントリーや
リエントリーも
検出できる

リエントリー
(流出口)

TEE

Trans
Esophageal
Echocardiography

ちなみに
経食道心エコー図検査をすれば
病変をより鮮明に描出できるし

ただ
半侵襲的だし
血圧上昇などの
リスクもあるから

救急現場では
特別な理由がなければ
あまり施行されないね

血圧

ギューン

あえ゛っ

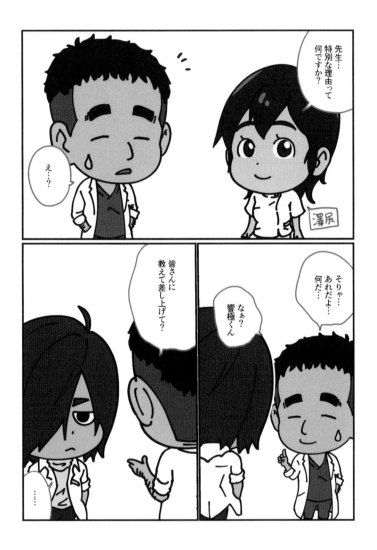

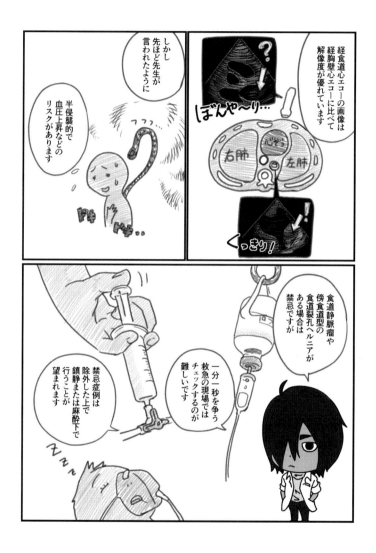

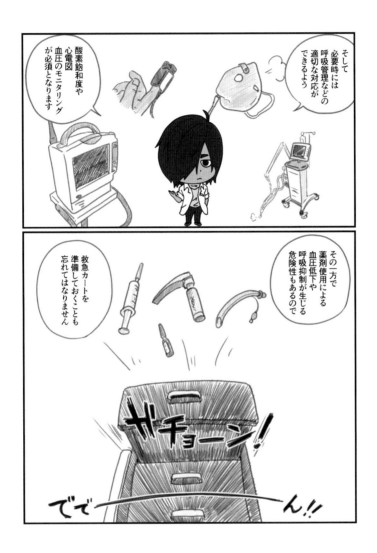

そして必要時には呼吸管理などの適切な対応ができるよう

酸素飽和度や心電図血圧のモニタリングが必須となります

その一方で薬剤使用による血圧低下や呼吸抑制が生じる危険性もあるので

救急カートを準備しておくことも忘れてはなりません

ザチョーン！

ででーん！！

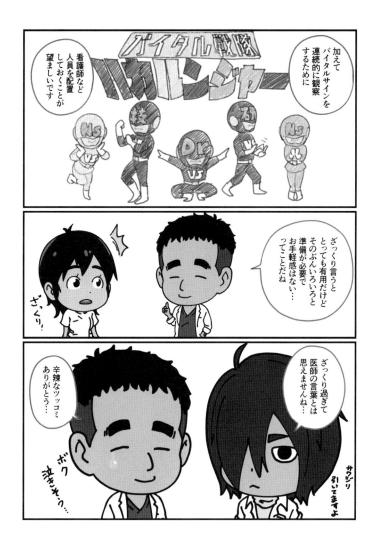

179

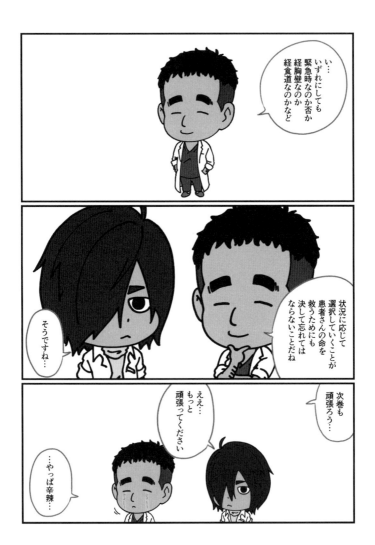

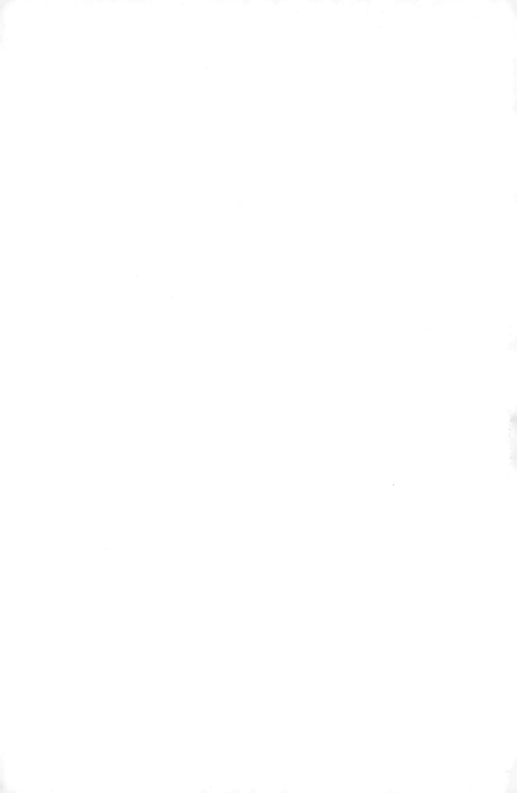

4 「動画ライブラリ」ページに移動します。

「ロック解除キー入力」ボタンを押すと、ロック解除キーの入力画面が出ます。

（ロック解除キーボタンはログイン時のみ表示されます）。

下の銀色の部分を削ると、ロック解除キーが出てきます。入力画面にロック解除キーを入力して、送信ボタンを押してください。

5 「ロック解除キー入力」ボタンが「動画を見る」に更新され、本書の動画コンテンツが視聴可能になります。

ロック解除キー

本誌面に掲載しているロック解除キーをご入力ください。

ロック解除キー [   ]

[送 信]

＊なお、WEB サイトのロック解除キーは本書発行日（最新のもの）より3年間有効です。
　有効期間終了後、本サービスは読者に通知なく休止もしくは終了する場合があります。
＊ロック解除キーおよびメディカパスポートID・パスワードの、第三者への譲渡、売買、承継、貸与、開示、漏洩にはご注意ください。
＊PC（Windows ／ Macintosh）、スマートフォン・タブレット端末（iOS ／ Android）で閲覧いただけます。
　推奨環境の詳細につきましては、弊社WEBサイト「よくあるご質問」ページをご参照ください。

WEB動画の視聴方法

WEB サイトで本文中の ▶Web マークに関連した動画が視聴できます。
以下の手順にて本書専用 WEB ページにアクセスしてください。

1 メディカ出版ホームページにアクセスしてください。

https://www.medica.co.jp/

2 ログインします。

※メディカパスポートを取得されていない方は、「はじめての方へ／
新規登録」（登録無料）からお進みください。

3 『ハイパーソノグラファー K』の紹介ページ（https://www.medica.co.jp/
catalog/book/7666）を開き、下記のバナーをクリックします（URL を
入力していただくか、キーワード検索で商品名を検索し、本書紹介ページ
を開いてください）。

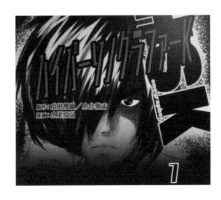

ハイパーソノグラファーK ①

－エコーの Web 動画が見られる！

2020年7月15日発行　第1版第1刷

原　作　山田 博胤／小谷 敦志

漫　画　小玉 高弘

発行者　長谷川 素美

発行所　株式会社メディカ出版
　　　　〒532-8588
　　　　大阪市淀川区宮原3-4-30
　　　　ニッセイ新大阪ビル16F
　　　　https://www.medica.co.jp/

編集担当　渡邊亜希子
装　幀　小玉 高弘
本文デザイン　市川 竜
印刷・製本　株式会社シナノ パブリッシング プレス

© Hirotsugu YAMADA, 2020

ISBN978-4-8404-6884-8　　Printed and bound in Japan

当社出版物に関する各種お問い合わせ先（受付時間：平日9：00～17：00）
●編集内容については、編集局 06-6398-5048
●ご注文・不良品（乱丁・落丁）については、お客様センター 0120-276-591
●付属の CD-ROM、DVD、ダウンロードの動作不具合などについては、
　　　　　　　　　　　　　　　　デジタル助っ人サービス 0120-276-592